国家神经系统疾病医疗质量控制中心　编

〈2021年

国家医疗服务与质量安全报告

神经系统疾病分册

科学技术文献出版社
SCIENTIFIC AND TECHNICAL DOCUMENTATION PRESS

·北京·

图书在版编目（CIP）数据

2021年国家医疗服务与质量安全报告. 神经系统疾病分册 / 国家神经系统疾病医疗质量控制中心编. — 北京：科学技术文献出版社，2022.12

ISBN 978-7-5189-9830-2

Ⅰ.①2… Ⅱ.①国… Ⅲ.①医疗卫生服务—质量管理—安全管理—研究报告—中国—2021 ②神经系统疾病—诊疗—研究报告—中国—2021 Ⅳ.① R197.1

中国版本图书馆CIP数据核字（2022）第223093号

2021年国家医疗服务与质量安全报告　神经系统疾病分册

策划编辑：蔡　蓉　责任编辑：栾璟煜　段淑娟　责任校对：王瑞瑞　责任出版：张志平

出　版　者	科学技术文献出版社
地　　　址	北京市复兴路15号　邮编 100038
编　务　部	（010）58882938，58882087（传真）
发　行　部	（010）58882868，58882870（传真）
邮　购　部	（010）58882873
官方网址	www.stdp.com.cn
发　行　者	科学技术文献出版社发行　全国各地新华书店经销
印　刷　者	北京地大彩印有限公司
版　　　次	2022年12月第1版　2022年12月第1次印刷
开　　　本	889×1194　1/16
字　　　数	349千
印　　　张	12.75
书　　　号	ISBN 978-7-5189-9830-2
审　图　号	GS京（2022）1332号
定　　　价	98.00元

版权所有　违法必究

购买本社图书，凡字迹不清、缺页、倒页、脱页者，本社发行部负责调换

编写人员

主　　编：王拥军
编写指导顾问：郭燕红　马旭东　高嗣法
主编助理：杨　昕

编　　委（按姓氏拼音排序）

姓　名	单　位	姓　名	单　位
陈　勇	北京大学第三医院	王　越	首都医科大学附属北京天坛医院
樊东升	北京大学第三医院	王春娟	首都医科大学附属北京天坛医院
冯　涛	首都医科大学附属北京天坛医院	王佳伟	首都医科大学附属北京同仁医院
谷鸿秋	首都医科大学附属北京天坛医院	王雪梅	首都医科大学附属北京天坛医院
郝淑煜	首都医科大学附属北京天坛医院	王拥军	首都医科大学附属北京天坛医院
黄亮然	首都医科大学附属北京天坛医院	魏玉桢	首都医科大学附属北京天坛医院
季　楠	首都医科大学附属北京天坛医院	熊维希	四川大学华西医院
姜朋军	首都医科大学附属北京天坛医院	杨　昕	首都医科大学附属北京天坛医院
蒋　莹	首都医科大学附属北京天坛医院	杨书哲	首都医科大学附属北京天坛医院
李世平	首都医科大学附属北京天坛医院	张　东	首都医科大学附属北京天坛医院
李晓青	首都医科大学附属北京天坛医院	张　静	首都医科大学附属北京天坛医院
李子孝	首都医科大学附属北京天坛医院	张力伟	首都医科大学附属北京天坛医院
龙　浪	首都医科大学附属北京天坛医院	张琳琳	首都医科大学附属北京天坛医院
陆　璐	四川大学华西医院	张星虎	首都医科大学附属北京天坛医院
苗明月	首都医科大学附属北京天坛医院	赵　萌	首都医科大学附属北京天坛医院
缪中荣	首都医科大学附属北京天坛医院	赵性泉	首都医科大学附属北京天坛医院
彭玉晶	首都医科大学附属北京同仁医院	郑元初	首都医科大学附属北京天坛医院
施　炯	首都医科大学附属北京天坛医院	周　东	四川大学华西医院
王　昊	首都医科大学附属北京天坛医院	周建新	首都医科大学附属北京世纪坛医院
王　硕	首都医科大学附属北京天坛医院		

致　谢（按姓氏拼音排序）

姓　名	单　位	姓　名	单　位
鲍圣德	北京大学第一医院	欧阳彬	中山大学附属第一医院
曹琦	中国人民大学	彭亚	常州市第一人民医院
曹毅	昆明医科大学第二附属医院	彭小祥	湖北省第三人民医院
柴尔青	甘肃省人民医院	秦超	广西医科大学第一附属医院
范一木	天津环湖医院	秦秉玉	河南省人民医院
高连波	中国医科大学附属第四医院	邱炳辉	南方医科大学南方医院
高小平	湖南省人民医院	申勇	中国科学技术大学
胡锦	复旦大学华山医院	史怀璋	哈尔滨医科大学附属第一医院
胡颖红	浙江医科大学附属第二医院	王君	解放军总医院第一医学中心
黄齐兵	山东大学齐鲁医院	王宁	首都医科大学宣武医院
姜长春	包头市中心医院	王展	首都医科大学附属北京天坛医院
江荣才	天津医科大学总医院	王虎峰	中国人民大学
李海峰	首都医科大学宣武医院	汪银洲	福建省立医院
李立宏	第四军医大学唐都医院	吴伟	山东大学齐鲁医院
李天晓	河南省人民医院	吴欣桐	四川大学华西医院
刘磊	首都医科大学附属北京同仁医院	谢筱琪	四川大学华西医院
刘建民	海军军医大学第一附属医院	杨华	贵州医科大学医学科学研究所
刘丽萍	首都医科大学附属北京天坛医院	于荣国	福建省立医院
刘新峰	中国科学技术大学附属第一医院	于湘友	新疆医科大学第一附属医院
刘亚杰	南方医科大学深圳医院	张帆	海南省人民医院
刘增品	河北医科大学第二医院	张鸿祺	首都医科大学宣武医院
买买提力·艾沙 新疆医科大学第一附属医院		张俊廷	首都医科大学附属北京天坛医院
		张在强	首都医科大学附属北京天坛医院
慕洁	四川大学华西医院	赵振伟	空军军医大学第二附属医院
南光贤	吉林大学中日联谊医院	郑洪波	四川大学华西医院
牛国忠	杭州市第一人民医院	周敏	中国科学技术大学附属第一医院

在中国共产党第十九次全国代表大会提出的健康中国战略指导下，我国的卫生健康事业进入了坚持以人民健康为中心、推动医疗服务高质量发展的阶段。医疗质量一直是医疗卫生服务的核心，时代给我们的命题是：医疗质量不断提高以解决人民日益增长的美好生活需要和不平衡不充分的发展之间的矛盾。

国家卫生健康委员会2016年发布的《医疗质量管理办法》自实施以来，在完善医疗质量管理长效工作机制、提升医疗质量管理的科学化和精细化水平、提高医疗服务同质化程度等方面起到了巨大的推动作用。国家神经系统疾病医疗质量控制中心在国家卫生健康委员会医政司指导下，始终按照医疗质量管理办法和国家级质控中心管理办法认真履行职责。一是健全了国家神经系统疾病质控构架与体系；二是搭建了全国神经系统疾病信息平台，强化以医疗质量大数据为依据的科学、精准化医疗质量控制与管理模式；三是组织专家制定疾病负担重的常见、重点神经系统病种的医疗质量控制指标，采用目标管理法、依托全国质控网络体系实施医疗质量改进；四是持续开展医疗质量相关培训，加强国内外医疗质量研究交流。

国家神经系统疾病医疗质量控制中心自2016年始，每年度发布本专业医疗质量报告，2020年的质控报告做了革新。首先，注重整体谋篇布局，增加了宏观分析部分，对医院质量监测系统近5年全国二、三级医院全部神经系统疾病出院患者进行基线分析，力图描摹神经系统疾病医疗质量概貌，为神经系统和各亚专业的质量改进提供方向指导，意义深远；其次，部分章节邀请了该领域的专家录制视频，对相关医疗质量数据进行解读，以增进读者对医疗质量的理解；此外，还适度扩充了神经系统病种的医疗质量分析。

本报告得到了国家卫生健康委员会医政司及医疗质量与评价处、国家卫生健康委员会医院管理研究所领导和专家的关心和支持。来自国家神经系统疾病医疗质量控制中心质控专家委员会、4个亚专业（神经内科、神经外科、神经重症、神经介入）质控专家委员会和病种质控工作组、中国人民大学的众多专家参与了本报告的撰写、审核和解读。由于报告编写时间有限，欢迎广大学者、专家、临床工作人员、医疗质量和医疗机构管理者以及关心医疗安全与服务事业的所有读者给予批评指正，我们定当精益求精，不断改进！

国家神经系统疾病医疗质量控制中心

目 录

第三部分　神经外科专业医疗质量数据分析

第四部分　神经重症专业医疗质量数据分析

第五部分　神经介入专业医疗质量数据分析

第六部分　缩略词表

第一部分

国家神经系统疾病医疗质量宏观分析

全球疾病负担研究显示，2009—2019年，中国导致死亡最多的前10种疾病中有9种属于慢性非传染性疾病，其中有2种是神经系统疾病，且整体呈上升趋势，其中卒中居首位，而AD从2009年的第8位攀升至2019年的第6位。同时，2019年，卒中成为我国DALYs的首位原因（DALYs 10年变化率近10%），头痛列第10位（DALYs 10年变化率超5%）（https://www.healthdata.org/china）。显然，神经系统疾病给我国社会、医疗卫生服务体系和家庭带来的巨大负担不容乐观。

2020年是我国"十三五"卫生与健康规划的收官之年，从医疗和社会经济负担的角度出发，回顾分析我国"十三五"期间神经系统疾病重点病种和医疗质量相关指标的特点、主要结局和变化趋势，将会为"十四五"时期我国神经系统疾病医疗质量管理与控制的方略抉择和攻关方向提供决策支持和参考。

国家神经系统疾病医疗质量宏观分析这部分重点围绕我国内地（不含港、澳、台地区）二级和三级公立医院2016—2020年神经系统疾病的医疗质量基线和趋势进行分析。本部分数据主要来源于我国HQMS平台，统计了2016年1月1日—2020年12月31日神经系统疾病出院患者的病案首页信息。随着公立医院绩效考核信息化建设的逐步完善，公立医院病案首页数据填报也日渐规范，目前病案首页主要包括患者的人口学基本信息、诊疗基本信息、手术信息和住院费用信息等4大主类信息。因HQMS能提供较为客观和准确的医疗服务信息，故在医疗质量评价中越来越受到重视。

病案首页诊疗信息囊括了患者全部现有疾病，不仅包括导致本次住院的最主要且唯一的疾病，还与其并发、伴发或共生的疾病，甚至病因不清或者罕见病的临床症状直接相关。病案首页的手术信息囊括了本次住院的重要诊断性检查和治疗性检查的信息，以及全部介入操作和手术信息。这些疾病诊疗信息和手术/操作信息采用ICD-10、ICD-9-CM-3，为各专业医疗质量大数据分析提供了统一标准，是全国范围内各专业病种及手术种类分析较为客观和可靠的医疗数据库。因亚目分类最贴近临床实际工作，因此，本报告第一部分的宏观病种分析按ICD-10四位数亚目对全部神经系统疾病进行病种分类，同时，在比较分析中对应了相关的ICD-10三位数类目病种。而ICD-10五位数及以上的细目分类因医院个体化编码差异较大，仅在本报告第二部分至第五部分的特殊病种中采用。

病案首页中的费用信息主要包括住院总费用、自付金额和各分类费用信息，是分析疾病经济负担的主要变量。按病种分析费用相关数据发现，涉及患者水平的次均住院费用数据呈偏态分布，其均数与中位数相差较大，均数的标准差和变异度也很大，因此本部分相关指标的分布特征多采用中位数和四分位数 $[M(P_{25} \sim P_{75})]$ 表示。

近5年神经系统疾病数据所涵盖公立医院的数量逐年增加，截至2020年，已包括二级公立医院3360家、三级公立医院2028家（表1-0-0-1）。本报告中神经系统疾病数据来自我国大陆地区31个省级行政区的二级和三级公立医院病案首页出院诊断编码隶属于神经系统疾病范围的重点病种数据。

表1-0-0-1　2016—2020年HQMS中住院诊治神经系统疾病的二级和三级公立医院数量

医院等级	指标	2016年	2017年	2018年	2019年	2020年
二级公立医院	全国二级公立医院总量[①]/家	6067	6004	5958	5912	5833
	神经疾病所及医院数量/家	1421	2895	3178	3146	3360
	神经疾病所及医院占全国二级公立医院的比例/%	23.42	48.22	53.34	53.21	57.60
三级公立医院	全国三级公立医院总量[①]/家	2060	2112	2263	2404	2588
	神经疾病所及医院数量/家	2020	2060	1981	2004	2028
	神经疾病所及医院占全国三级公立医院的比例/%	98.06	97.54	87.54	83.36	78.36

注：①全国公立医院数量来源于2017—2021年度《中国卫生健康统计年鉴》。

需要特别注意的是，因2017年上报数据的二级公立医院数量突增，故宏观数据中涉及总服务量、总住院费用等总体数据指标均有较大的增幅和变化，此时请重点参考相关均值性指标。

第一章

基于医院质量监测系统的全国神经系统疾病医疗质量趋势分析

一、2016—2020 年全国神经系统疾病医疗服务利用和服务能力的趋势分析

关于神经系统疾病医疗服务利用及能力的基线描述指标主要包括两类：一是医疗服务量指标，如出院人次、出院人次年度增幅、医院平均出院人次、医院平均出院人次年度增幅；二是医院提供的神经系统疾病诊疗病种、手术范围和宽度，如疾病分类编码覆盖的数量、主要手术分类编码覆盖的数量等。

（一）全国二级和三级公立医院神经系统疾病住院医疗服务量整体情况分析

本报告统计的 2016—2020 年全国神经系统疾病医疗服务量（出院人次）随上报机构数量的增减而变动较大（二级公立医院尤其明显，以下多个指标数据的较大变化均与 2017 年上报数据中二级公立医院数量突增有关，请酌情参考），与之相比，医院平均出院人次年度增幅更有参考价值（表 1-1-0-1）。2017—2020 年医院平均出院人次年度增幅，二级公立医院分别为 18.21%、2.70%、6.45% 和 -17.10%，三级公立医院分别为 4.47%、5.81%、4.72% 和 -15.73%。可见，受新型冠状病毒肺炎疫情影响，2020 年全国二级和三级公立医院的医院平均出院人次年度增加的趋势被逆转，呈现出下降趋势，降幅分别为 -17.10% 和 -15.73%。

表 1-1-0-1　2016—2020 年全国二、三级公立医院神经系统疾病出院人次及环比增幅

医院等级	医疗服务量指标	2016 年	2017 年	2018 年	2019 年	2020 年
二级公立医院	出院患者 / 人次	2 669 031	6 428 280	7 245 095	7 636 109	6 760 300
	出院人次环比增幅 / %	—	140.84	12.70	5.40	-11.47
	医院平均出院患者 / 人次	1878	2220	2280	2427	2012
	医院平均出院人次环比增幅 / %	—	18.21	2.70	6.45	-17.10
三级公立医院	出院患者 / 人次	8 355 628	8 902 002	9 056 539	9 594 872	8 182 440
	出院人次环比增幅 / %	—	6.54	1.74	5.94	-14.72
	医院平均出院患者 / 人次	4136	4321	4572	4788	4035
	医院平均出院人次环比增幅 / %	—	4.47	5.81	4.72	-15.73

注：出院人次采用《2021 中国卫生健康统计年鉴》中的定义，即报告期内所有住院后出院的人数；医院平均出院人次计算公式为出院人次 / 相应年度的医院数量。

（二）全国二级和三级公立医院神经系统疾病医疗服务能力情况分析

1. 神经系统疾病主要诊断 ICD-10 编码覆盖数量整体情况

2016—2020 年间，全国二级和三级公立医院在承担如上出院服务量的过程中，覆盖了神经系统疾病 ICD-10 编码三位数类目和四位数亚目病种的数量整体变化情况见表 1-1-0-2。

表 1-1-0-2　2016—2020 年全国二、三级公立医院神经系统疾病患者出院诊断 ICD-10 编码覆盖病种的数量（单位：种）

医院等级	出院诊断 ICD-10 编码数量[1]	2016 年	2017 年	2018 年	2019 年	2020 年
二级公立医院	类目数量	355	280	281	247	246
	亚目数量	1419	1241	1204	1038	1145
三级公立医院	类目数量	224	220	205	216	208
	亚目数量	1033	1021	897	910	892

注：①类目—ICD-10 前三位数，其中第一位是字母，后两位是数字，如脑梗死 ICD-10 三位数类目代码为 I63；亚目—ICD-10 前四位数，其中第一位是字母，后三位是数字，如未特指脑梗死 ICD-10 四位数亚目代码为 I63.9。

2. 神经系统疾病住院服务人次和主要手术 ICD-9-CM-3 编码种类机构层面的分布情况

机构层面的神经系统疾病住院患者的出院人次统计数据显示，2016—2019 年全国二级和三级公立医院出院人次中位数整体呈逐年上升趋势。2020 年，因受新型冠状病毒肺炎疫情影响，二级和三级公立医院出院人次中位数有所下降，幅度与医院出院人次年度降幅的趋势基本一致（表 1-1-0-3）。

表 1-1-0-3　2016—2020 年机构层面的全国二、三级公立医院神经系统疾病住院患者出院人次（单位：人次）

医院等级	2016 年	2017 年	2018 年	2019 年	2020 年
二级公立医院	1374（377～2676）	1682（646～3093）	1713（572～3229）	1816（597～3358）	1447（420～2821）
三级公立医院	3322（1086～5829）	3516（1128～6104）	3723（1058～6446）	3888（1021～6764）	3357（857～5814）

以病案首页主要手术 ICD-9-CM-3 编码统计神经系统疾病住院患者接受的手术治疗（含介入治疗）的种类，机构层面 2016—2019 年全国二级和三级公立医院主要开展的神经系统疾病手术种类的中位数整体呈逐年上升趋势。2020 年因受新型冠状病毒肺炎疫情影响，二级和三级公立医院的机构出院人次中位数有所下降，手术种类的均数和中位数变化趋势相同（表 1-1-0-4）。

表 1-1-0-4　2016—2020 年机构层面的全国二、三级公立医院开展神经系统疾病手术（含介入治疗）的种类

医院等级	开展神经系统疾病手术的种类／种	2016 年	2017 年	2018 年	2019 年	2020 年
二级公立医院	$\bar{x} \pm s$	148±489	187±581	200±450	264±545	284±567
	$M(P_{25} \sim P_{75})$	25（0～135）	56（4～201）	59（6～225）	87（10～300）	85（7～328）
三级公立医院	$\bar{x} \pm s$	749±1360	847±1541	1064±1994	1288±2300	1270±1842
	$M(P_{25} \sim P_{75})$	314（38～822）	361（52～926）	452（96～1186）	585（152～1486）	679（155～1639）

二、2016—2020 年全国神经系统疾病住院负担趋势分析

新医改以来，我国进一步明确了公共医疗卫生的公益性质，在较短时间内建立起了全球最大的全民基本医疗保障网，医疗卫生服务体系建设也取得了重大进展，体系资源要素持续增加。截至 2016 年底，我国各级各类医疗卫生机构超过 98 万个，卫生人员超过 1100 万人，卫生机构床位数超过 700 万张，公立医院 12 708 家（《中国健康事业的发展与人权进步》白皮书，http://www.scio.gov.cn/ztk/

dtzt/36048/37159/37161/Document/1565175/1565175.htm）。这些条件为更好地应对人口老龄化难题和满足人民日益增长的医疗卫生服务需求提供了可能。2016 年，我国基本医疗保险参保覆盖率稳定在 95% 以上，参保人数超过 13 亿人；2020 年，我国基本医疗保险参保率稳定在 95% 以上。职工医保政策范围内住院费用基金支付在二级医院达 86.9%，在三级医院达 84.3%；居民医保政策范围内住院费用基金支付在二级医院达 73.0%，在三级医院为 65.1%（2020 年全国医疗保障事业发展统计公报，http://www.nhsa.gov.cn/art/2021/6/8/art_7_5232.html）。

从疾病经济负担的角度，2016—2020 年我国神经系统疾病总体给社会、医疗卫生服务体系和家庭带来的压力，可以从以下几个方面进行分析：社会（基本医疗保险基金）的负担、医疗服务体系（机构）的负担、家庭（个人）的负担。其中，疾病住院总费用大部分需要社会医疗保险基金分担，服务总量和效率需要医疗体系（机构）承担，次均费用和次均自付费用可相对反映个体和家庭的经济压力。

表 1-1-0-5 和表 1-1-0-6（除外机构数量突增对 2017 年二级公立医院上报数据的影响）中的数据显示：神经系统疾病住院费用直接的社会经济负担呈逐年递增趋势。二级公立医院 2017—2019 年的年度增幅高于国内生产总值年度增幅，三级公立医院 2019 年增幅显著。受新型冠状病毒肺炎疫情影响，二级和三级公立医院 2020 年的神经系统疾病住院总费用下降，分别为 -3.33% 和 -6.67%。2016—2020 年，二级公立医院神经系统疾病次均费用由 2016 年的 7017 元增长至 2020 年的 8331 元，4 年平均增幅 4.43%；三级公立医院神经系统疾病次均费用由 2016 年的 15 595 元增长至 2020 年的 19 214 元，4 年平均增幅 5.39%。同时我们发现，即使受到新型冠状病毒肺炎疫情影响，在 2020 年医院平均出院人次和住院总费用增幅转负的情况下，二级和三级公立医院的神经系统疾病次均住院费用和次均住院自付费用仍呈递增趋势，且年环比增幅大于前几年的幅度，个人负担的变化趋势值得关注。

表 1-1-0-5　2016—2020 年全国二级公立医院神经系统疾病住院费用、效率与国内生产总值环比增幅

指标	2016 年	2017 年	2018 年	2019 年	2020 年
费用					
住院总费用 / 元	18 729 919 496	45 742 292 516	52 530 790 111	58 263 625 046	56 322 108 767
住院总费用环比增幅 / %	—	144.22	14.84	10.91	-3.33
次均住院费用 / 元	7017	7116	7251	7630	8331
次均住院费用环比增幅 / %	—	1.40	1.89	5.23	9.19
次均住院自付费用 / 元	1540	2384	2359	2460	2767
次均住院自付费用环比增幅 / %	—	54.82	-1.05	4.26	12.50
住院费用自付比例 / %	21.49	33.89	31.48	32.20	33.20
效率					
平均住院天数 / d	10.6	10.5	10.5	22.7	10.5
GDP 环比增幅[①] / %	8.35	11.47	10.49	7.79	2.54

注：① GDP 环比增幅根据《2021 中国卫生健康统计年鉴》中 2016—2020 年 GDP 数值计算。GDP—国民生产总值。

表 1-1-0-6　2016—2020 年全国三级公立医院神经系统疾病住院费用、效率与国内生产总值环比增幅

	2016 年	2017 年	2018 年	2019 年	2020 年
费用					
住院总费用 / 元	130 309 517 388	141 885 260 220	149 553 756 702	168 459 425 914	157 214 780 967
住院总费用增幅 / %	—	8.88	5.40	12.64	−6.67
次均住院费用 / 元	15 595	15 939	16 513	17 557	19 214
次均住院费用增幅 / %	—	2.20	3.61	6.32	9.43
次均住院自付费用 / 元	5058	5188	5653	6327	7403
次均住院自付费用增幅 / %	—	2.57	8.96	11.94	17.00
住院费用自付比例 / %	25.23	25.63	32.04	35.55	38.88
效率					
平均住院天数 / d	12.7	12.6	12.2	11.9	12.1
GDP 环比增幅[①] / %	8.35	11.47	10.49	7.79	2.54

注：① GDP 环比增幅根据《2021 中国卫生健康统计年鉴》中 2016—2020 年 GDP 数值计算。GDP—国民生产总值。

三、2016—2020 年全国神经系统疾病主要病种变化情况分析

目前，绝大多数公立医院的住院患者为基本医疗保险参保人，医保患者住院费用与支付构成受医保支付政策、社会人口学特征与疾病临床特征等多因素影响。本报告基于社会经济负担视角对神经系统疾病病种进行分析，而病种宏观基线数据将选择 2016—2020 年神经系统疾病按照疾病亚目分类（ICD-10 四位数亚目）的住院总费用排序前 50 位的病种。这样选择的原因，一是某类疾病住院总费用可包含社会、医疗服务、个人及家庭等负担的多维信息。某类疾病住院总费用是该病种次均住院费用和服务量的综合体现，除可直观反应神经系统疾病的社会经济总负担，还包含了医疗服务、个人经济负担等全部信息；二是对前 50 位的亚目分类病种数据统计显示，将 2016—2020 年神经系统疾病所有亚目病种按住院总费用排序后，二级公立医院前 50 位亚目病种累计出院人次和累计住院总费用占全部神经系统疾病出院人次和全部神经系统病种住院总费用的比例均超过了 80%，三级公立医院前 50 位亚目病种累计出院人次和累计住院总费用占全部神经系统疾病出院人次和全部神经系统病种住院总费用的比例均超过了 70%（表 1-1-0-7）。因此，选择住院总费用排序前 50 位的亚目病种进行宏观基线研究具有很好的代表性。本文首先按照神经系统疾病住院总费用排序筛选出前 50 位亚目病种数据作为基线数据，然后，进一步分析病种及指标。

表 1-1-0-7　全国二、三级公立医院 2016—2020 年神经系统疾病前 50 位亚目病种出院人次和住院费用情况

医院等级	年份	亚目	病种数量[1] / 种	累计出院患者 / 人次	累计比例 / %	累计住院总费用 / 元	累计比例 / %
二级公立医院	2016 年	亚目病种	1419	2 669 031	100	18 729 919 496	100
		亚目病种前 50	892	2 233 361	83.68	15 904 091 106	84.91
	2017 年	亚目病种	1241	6 428 280	100	45 742 292 516	100
		亚目病种前 50	903	5 521 400	85.89	39 209 962 447	85.72
	2018 年	亚目病种	1204	7 245 095	100	52 530 790 111	100
		亚目病种前 50	923	6 181 047	85.31	44 773 853 202	85.23
	2019 年	亚目病种	1038	7 636 109	100	58 263 625 046	100
		亚目病种前 50	886	6 480 497	84.87	49 664 997 978	85.24
	2020 年	亚目病种	1145	6 760 300	100	56 322 108 767	100
		亚目病种前 50	886	5 758 947	85.19	46 143 500 603	81.93
三级公立医院	2016 年	亚目病种	1033	8 355 628	100	130 309 517 388	100
		亚目病种前 50	912	6 034 738	72.22	96 278 571 986	73.88
	2017 年	亚目病种	1021	8 902 002	100	141 885 260 220	100
		亚目病种前 50	898	6 388 857	71.77	104 373 549 925	73.56
	2018 年	亚目病种	897	9 056 539	100	149 553 756 702	100
		亚目病种前 50	898	6 406 580	70.74	109 305 900 521	73.09
	2019 年	亚目病种	910	9 594 872	100	168 459 425 914	100
		亚目病种前 50	898	6 786 246	70.73	123 977 879 344	73.60
	2020 年	亚目病种	892	8 182 440	100	157 214 780 967	100
		亚目病种前 50	863	5 810 918	71.02	116 242 888 585	73.94

注：①亚目下覆盖的所有疾病种类数量。

（一）2016—2020 年全国神经系统疾病按亚目分类的病种变化趋势

以 2020 年为基准，回顾分析 2016 年以来二级公立医院神经系统疾病社会总经济负担前 20 位的亚目病种变化规律（表 1-1-0-8）。2016—2020 年的连续 5 年间，有 14 个病种始终排在总负担前 20 位，分别为未特指脑梗死（I63.9）、未特指的脑内出血（I61.9）、短暂脑缺血发作和相关综合征（G45.0）、其他特指的脑血管疾病（I67.8）、其他脑梗死（I63.8）、弥散性脑损伤（S06.2）、脑梗死后遗症（I69.3）、未特指大脑短暂性缺血性发作（G45.9）、大脑半球脑内出血（皮质下）（I61.0）、脑震荡（S06.0）、创伤性硬膜下出血（S06.5）、脑内出血后遗症（I69.1）、创伤性蛛网膜下腔出血（S06.6）、急性非创伤硬膜下出血（I62.0）。其中，未特指脑梗死（I63.9）、未特指的脑内出血（I61.9）、短暂脑缺血发作和相关综合征（G45.0）一直位列前 3 位。其他脑梗死（I63.8）、其他特指的脑血管疾病（I67.8）、大脑半球脑内出血（皮质下）（I61.0）、脑梗死后遗症（I69.3）、弥散性脑损伤（S06.2）、未特指大脑短暂性缺血性发作（G45.9）等病种始终在前 10 位。

2016 年以来，有 5 个病种从排序 20 位后持续上升，进入 2020 年的前 20 位。其中，大脑动脉未特指的闭塞或狭窄引起的脑梗死（I63.5）、未特指偏瘫（G81.9）和大脑半球脑内出血（皮质的）（I61.1），分别由 2016 年的第 98 位、第 69 位、第 49 位提升至 2020 年的第 14 位、第 16 位、第 17 位；颅内损伤伴有延长的昏迷（S06.7）和其他脑内出血（I61.8）分别由 2016 年的第 33 位和第 24 位提升至 2020 年的第 8 位和第 12 位。

表 1-1-0-8　2016—2020 年全国二级公立医院神经系统疾病社会总经济负担亚目病种顺序变化
（以 2020 年前 20 位为比较基准）

2020 年排序	ICD-10 编码	亚目病种名称	2016 年排序	ICD-10 编码	亚目病种名称
1	I63.9	未特指脑梗死	1	I63.9	未特指脑梗死
2	G45.0	短暂脑缺血发作和相关综合征	2	I61.9	未特指的脑内出血
3	I61.9	未特指的脑内出血	3	G45.0	短暂脑缺血发作和相关综合征
4	I63.8	其他脑梗死	4	I67.8	其他特指的脑血管疾病
5	I67.8	其他特指的脑血管疾病	5	S06.2	弥散性脑损伤
6	I61.0	大脑半球脑内出血，皮质下	6	I69.3	脑梗死后遗症
7	I69.3	脑梗死后遗症	7	I63.8	其他脑梗死
8	S06.7	颅内损伤伴有延长的昏迷	9	G45.9	未特指大脑短暂性缺血性发作
9	S06.2	弥散性脑损伤	10	S06.0	脑震荡
10	G45.9	未特指大脑短暂性缺血性发作	12	I61.0	大脑半球脑内出血，皮质下
11	I69.1	脑内出血后遗症	13	S06.5	创伤性硬膜下出血
12	I61.8	其他脑内出血	14	S06.6	创伤性蛛网膜下腔出血
13	S06.5	创伤性硬膜下出血	15	I61.3	脑干的脑内出血
14	I63.5	大脑动脉未特指的闭塞或狭窄引起的脑梗死	19	I69.1	脑内出血后遗症
15	S06.0	脑震荡	20	I62.0	急性非创伤硬膜下出血
16	G81.9	未特指偏瘫	24	I61.8	其他脑内出血
17	I61.1	大脑半球脑内出血，皮质的	33	S06.7	颅内损伤伴有延长的昏迷
18	I61.3	脑干的脑内出血	49	I61.1	大脑半球脑内出血，皮质的
19	S06.6	创伤性蛛网膜下腔出血	69	G81.9	未特指偏瘫
20	I62.0	急性非创伤硬膜下出血	98	I63.5	大脑动脉未特指的闭塞或狭窄引起的脑梗死

注：红色字体为排位上升较快且从第 20 位后跃升至前 20 位的亚目病种。

　　同样，从表 1-1-0-9 中可见，三级公立医院神经系统疾病社会总经济负担前 20 位的亚目病种在 2016—2020 年连续 5 年间，有 14 个病种始终排在总负担前 20 位，分别为未特指脑梗死（I63.9）、大脑半球脑内出血（皮质下）（I61.0）、未破裂脑动脉瘤（I67.1）、短暂脑缺血发作和相关综合征（G45.0）、未特指脑内出血（I61.9）、弥散性脑损伤（S06.2）、其他脑梗死（I63.8）、其他特指脑血管疾病（I67.8）、创伤性硬膜下出血（S06.5）、脑膜良性肿瘤（D32.0）、其他脑内出血（I61.8）、未特指大脑短暂性缺血性发作（G45.9）、脑梗死后遗症（I69.3）、未特指的蛛网膜下腔出血（I60.9）。其中，未特指脑梗死（I63.9）、大脑半球脑内出血（皮质下）（I61.0）、未破裂脑动脉瘤（I67.1）、短暂脑缺血发作和相关综合征（G45.0）、未特指脑内出血（I61.9）、弥散性脑损伤（S06.2）、其他脑梗死（I63.8）、其他特指脑血管疾病（I67.8）等8个病种始终在前10位。

2016年以来，有6个病种从20位后持续上升，进入2020年的前20位。大脑动脉未特指的闭塞或狭窄引起的脑梗死（I63.5）、颅内损伤伴有延长的昏迷（S06.7）、入脑前动脉未特指的闭塞或狭窄引起的脑梗死（I63.2）、大脑半球的脑内出血（皮质的）（I61.1）、前交通动脉的蛛网膜下腔出血（I60.2）、颈动脉闭塞和狭窄（I65.2）分别由2016年的第37位、第34位、第51位、第36位、第24位和第31位提升至2020年的第6位、第9位、第12位、第14位、第16位和第20位。

表 1-1-0-9 2016—2020年全国三级公立医院神经系统疾病社会总经济负担亚目病种顺序变化
（以2020年前20位为比较基准）

2020年排序	ICD-10编码	亚目病种名称	2016年排序	ICD-10编码	亚目病种名称
1	I63.9	未特指脑梗死	1	I63.9	未特指脑梗死
2	I61.0	大脑半球脑内出血，皮质下	2	I61.9	未特指脑内出血
3	I67.1	未破裂脑动脉瘤	3	G45.0	短暂脑缺血发作和相关综合征
4	G45.0	短暂脑缺血发作和相关综合征	4	S06.2	弥散性脑损伤
5	I61.9	未特指脑内出血	5	I61.0	大脑半球脑内出血，皮质下
6	I63.5	大脑动脉未特指的闭塞或狭窄引起的脑梗死	6	I67.8	其他特指脑血管疾病
7	S06.2	弥散性脑损伤	7	I63.8	其他脑梗死
8	I63.8	其他脑梗死	9	I67.1	未破裂脑动脉瘤
9	S06.7	颅内损伤伴有延长的昏迷	10	I60.9	未特指的蛛网膜下腔出血
10	I67.8	其他特指脑血管疾病	11	S06.5	创伤性硬膜下出血
11	S06.5	创伤性硬膜下出血	12	I69.3	脑梗死后遗症
12	I63.2	入脑前动脉未特指的闭塞或狭窄引起的脑梗死	13	G45.9	未特指大脑短暂性缺血性发作
13	D32.0	脑膜良性肿瘤	14	D32.0	脑膜良性肿瘤
14	I61.1	大脑半球脑内出血，皮质的	20	I61.8	其他脑内出血
15	I61.8	其他脑内出血	24	I60.2	前交通动脉的蛛网膜下腔出血
16	I60.2	前交通动脉的蛛网膜下腔出血	31	I65.2	颈动脉闭塞和狭窄
17	G45.9	未特指大脑短暂性缺血性发作	34	S06.7	颅内损伤伴有延长的昏迷
18	I69.3	脑梗死后遗症	36	I61.1	大脑半球脑内出血，皮质的
19	I60.9	未特指的蛛网膜下腔出血	37	I63.5	大脑动脉未特指的闭塞或狭窄引起的脑梗死
20	I65.2	颈动脉闭塞和狭窄	51	I63.2	入脑前动脉未特指的闭塞或狭窄引起的脑梗死

注：红色字体的为排位上升较快且从第20位后跃升至前20位的亚目病种。

（二）2016—2020年全国神经系统疾病按亚目分类的病种总体负担趋势分析

2016—2020年，全国二级公立医院神经系统亚目分类病种出院人次增幅趋势与住院总费用基本保持一致，提示神经系统疾病总经济负担较重的病种对基本医保等社会负担和医疗服务体系负担具有较大影响，且趋势一致，提示这些神经系统疾病病种的医疗质量变化情况须在今后的年度中给予持续关注（表1-1-0-10）。2020年相较2017年（2017年二级公立医院上报数据的机构数量增加较大，为1474家，增幅103.73%，之后年度相对稳定下来。故选取2017年数据与2020年的基准进行比较），有6个神经系统病种总体经济负担（住院总费用）增幅显著，分别为大脑半球脑内出血（皮质下）（I61.0）增幅112.22%，颅内损伤伴有延长的昏迷（S06.7）增幅289.86%，其他脑内出血（I61.8）增幅105.64%，大脑动脉未特指的闭塞或狭窄引起的脑梗死（I63.5）增幅584.84%，大脑半球脑内出血（皮质的）（I61.1）增幅275.85%，未特指偏瘫（G81.9）增幅262.06%。分析这些病种总负担增加的原因，主要源于该病种医疗服务量（出院人次）的增加，增幅分别为101.00%、259.89%、80.57%、522.95%、266.27%、242.60%。有4个病种在2017年以来的4年间，从总负担排序20位后持续上升，进入2020年的前20位，其中，颅内损伤伴有延长的昏迷（S06.7）、大脑动脉未特指的闭塞或狭窄引起的脑梗死（I63.5）、未特指偏瘫（G81.9）、大脑半球脑内出血（皮质的）（I61.1）分别由2017年第22位、第56位、第38位、第42位提升至2020年第8位、第14位、第16位、第17位。同时，与脑内出血相关的病种，即未特指的脑内出血（I61.9）、脑内出血后遗症（I69.1）、其他脑内出血（I61.8）、脑干的脑内出血（I61.3），其与个人负担相关的次均住院费用分别增幅13.37%、28.88%、13.88%、16.81%，提示在今后的医疗质量监测中，应关注脑内出血（I61）相关的亚目病种的过程和结局质量变化趋势。对于与总负担和医疗服务负担增加高度相关的病种不仅要关注其致病因素，也要关注其非致病因素，而与个体负担增幅较大的相关病种除了要关注医疗质量指标外，更要关注对诊疗行为和服务行为的分析。

2016—2020年，全国三级公立医院神经系统各亚目病种出院人次增幅趋势与住院总费用基本保持一致。2020年相较于2016年，有8个病种总体经济负担（住院总费用）增幅显著，分别为大脑半球脑内出血（皮质下）（I61.0）增幅81.51%，未破裂脑动脉瘤（I67.1）增幅89.50%，大脑动脉未特指的闭塞或狭窄引起的脑梗死（I63.5）增幅494.84%，颅内损伤伴有延长的昏迷（S06.7）增幅382.79%，入脑前动脉未特指的闭塞或狭窄引起的脑梗死（I63.2）增幅390.53%，大脑半球脑内出血（皮质的）（I61.1）增幅210.82%，前交通动脉的蛛网膜下腔出血（I60.2）增幅113.07%，颈动脉闭塞和狭窄（I65.2）增幅126.14%。上述8个病种分析总负担增加的原因，主要源于医疗服务量出院人次的增加，增幅分别为65.56%、62.02%、478.90%、503.40%、292.06%、203.40%、82.43%、101.87%，其中，未破裂脑动脉瘤（I67.1）、入脑前动脉未特指的闭塞或狭窄引起的脑梗死（I63.2）、前交通动脉的蛛网膜下腔出血（I60.2）、颈动脉闭塞和狭窄（I65.2）总负担增幅中个人负担（次均住院费用）增加的贡献也较大，分别增幅16.96%、25.12%、16.79%、12.02%。同时还发现，未特指脑内出血（I61.9）在总体负担和医疗服务体系负担下降较为明显的前提下，个体负担（次均住院费用）增幅较为显著，为21.48%，颅内损伤伴有延长的昏迷（S06.7）在总体负担和医疗服务体系负担上升较为显著前提下，个体负担（次均住院费用）降幅达到19.99%（表1-1-0-11）。

表 1-1-0-10 2017 和 2020 年全国二级公立医院神经系统疾病社会总经济负担较重的亚目病种（以 2020 年前 20 位为比较基准）

ICD-10 编码	亚目病种名称	排序		住院总费用				出院人次				次均住院费用			
		2020年	2017年	2020年费用/元	2017年费用/元	增长率/%	年均增长率/%	2020年人次/例	2017年人次/例	增长率/%	年均增长率/%	2020年年费用/元	2017年年费用/元	增长率/%	年均增长率/%
I63.9	未特指脑梗死	1	1	15 208 523 416	13 228 191 062	14.97	5.37	2 051 425	1 917 856	6.96	2.85	7414	6897	7.48	2.45
G45.0	短暂脑缺血发作相关综合征	2	3	3 084 618 859	2 696 130 375	14.41	5.69	650 848	563 834	15.43	5.88	4739	4782	−0.89	−0.29
I61.9	未特指的颅内出血	3	2	2 548 516 286	3 397 487 123	−24.99	−8.93	143 829	217 376	−33.83	−12.76	17 719	15 630	13.37	4.29
I63.8	其他脑梗死	4	5	2 342 443 422	1 543 280 134	51.78	16.62	382 330	250 657	52.53	17.13	6127	6157	−0.49	−0.15
I67.8	其他特指的脑血管疾病	5	4	2 095 023 768	1 838 240 445	13.97	6.27	424 787	375 103	13.25	5.12	4932	4901	0.64	0.43
I61.0	大脑半球脑内出血，皮质下	6	11	1 912 433 983	901 152 030	112.22	28.68	80 598	40 098	101.00	26.38	23 728	22 474	5.58	1.83
I69.3	脑梗死后遗症	7	7	1 433 280 857	1 070 021 569	33.95	11.59	157 791	136 067	15.97	6.64	9083	7864	15.51	4.95
S06.7	颅内损伤伴有延长的昏迷	8	22	1 321 584 640	338 991 864	289.86	61.51	93 299	25 924	259.89	57.73	14 165	13 076	8.33	2.71
S06.2	弥散性脑损伤	9	6	1 117 054 005	1 258 849 131	−11.26	−3.72	61 867	72 945	−15.19	−5.24	18 056	17 258	4.63	1.54
G45.9	未特指大脑短暂性缺血性发作	10	9	1 006 643 021	945 840 666	6.43	2.96	199 465	186 615	6.89	2.86	5047	5068	−0.43	−0.11
I69.1	脑内出血后遗症	11	14	905 662 585	507 409 492	78.49	22.88	70 502	50 909	38.49	13.06	12 846	9967	28.88	8.84
I61.8	其他脑内出血	12	18	827 800 815	402 556 536	105.64	27.69	41 987	23 253	80.57	22.11	19 716	17 312	13.88	4.46
S06.5	创伤性硬膜下出血	13	13	778 972 288	627 827 449	24.07	7.63	37 279	31 472	18.45	5.87	20 896	19 949	4.75	1.58
I63.5	大脑动脉未特指的闭塞或狭窄引起的脑梗死	14	56	738 769 735	107 874 187	584.84	92.54	73 932	11 868	522.95	86.18	9993	9090	9.94	3.42

续表

ICD-10编码	亚目病种名称	排序 2020年	排序 2017年	住院总费用 2020年费用/元	住院总费用 2017年费用/元	增长率/%	年均增长率/%	出院人次 2020年人次/例	出院人次 2017年人次/例	增长率/%	年均增长率/%	次均住院费用 2020年费用/元	次均住院费用 2017年费用/元	增长率/%	年均增长率/%
S06.0	脑震荡	15	12	589 996 247	780 244 397	-24.38	-8.68	124 818	169 483	-26.35	-9.51	4727	4604	2.68	0.89
G81.9	未特指偏瘫	16	38	560 175 566	154 721 007	262.06	55.32	43 949	11 999	266.27	55.74	12 746	12 894	-1.15	0.18
I61.1	大脑半球脑内出血，皮质的	17	42	536 177 758	142 659 256	275.85	57.37	27 100	7910	242.60	53.12	19 785	18 035	9.70	3.18
I61.3	脑干的脑内出血	18	21	512 874 800	373 720 703	37.23	11.13	22 721	19 340	17.48	5.60	22 573	19 324	16.81	5.40
S06.6	创伤性蛛网膜下腔出血	19	15	510 077 028	486 737 224	4.80	1.82	46 183	40 734	13.38	4.54	11 045	11 949	-7.57	-2.58
I62.0	急性非创伤性硬膜下出血	20	17	489 405 672	436 062 213	12.23	4.22	33 839	30 316	11.62	4.16	14 463	14 384	0.55	0.21

注：本表选择2017年二级公立医院数据与2020年医院数据进行比较。各指标增长率计算公式包括①（2020年住院总费用-2017年住院总费用）/2017年住院总费用；②（2020年出院人次-2017年出院人次）/2017年出院人次；③（2020年次均住院费用-2017年次均住院费用）/2017年次均住院费用；年均增长率为2017—2020年各年度增长率的算术平均值。红色字体的为排位上升较快的亚目病种，从第20位后跃升至前20位的亚目病种。

表 1-1-0-11 2016和2020年全国三级公立医院神经系统疾病社会总经济负担较重的亚目病种（以2020年前20位为比较基准）

ICD-10编码	亚目病种名称	排序 2020年	排序 2016年	住院总费用 2020年费用/元	住院总费用 2016年费用/元	增长率/%	平均变化率/%	出院人次 2020年人次/例	出院人次 2016年人次/例	增长率/%	平均变化率/%	次均住院费用 2020年费用/元	次均住院费用 2016年费用/元	增长率/%	平均变化率/%
I63.9	未特指脑梗死	1	1	25 731 361 668	25 427 179 775	1.20	0.82	1 741 238	1 913 862	-9.02	-1.80	14 778	13 286	11.23	2.71
I61.0	大脑半球脑内出血，皮下	2	5	6 692 030 350	3 686 822 520	81.51	16.16	160 261	96 798	65.56	13.49	41 757	38 088	9.63	2.34
I67.1	未破裂脑动脉瘤	3	9	4 787 124 888	2 526 211 535	89.50	17.77	57 535	35 510	62.02	13.24	83 204	71 141	16.96	4.02
G45.0	短暂脑缺血发作和相关综合征	4	3	4 658 789 865	5 797 824 867	-19.65	-4.33	629 295	755 156	-16.67	-3.53	7403	7678	-3.57	-0.90

续表

ICD-10编码	亚目病种名称	排序		住院总费用				出院人次				次均住院费用			
		2020年	2016年	2020年费用/元	2016年费用/元	增长率/%	平均变化率/%	2020年人次/例	2016年人次/例	增长率/%	平均变化率/%	2020年费用/元	2016年费用/元	增长率/%	平均变化率/%
161.9	未特指脑内出血	5	2	4 041 506 363	6 716 880 469	-39.83	-11.55	120 695	243 677	-50.47	-15.70	33 485	27 565	21.48	5.00
163.5	大脑动脉未特指的闭塞或狭窄引起的脑梗死	6	37	4 032 369 870	677 891 675	494.84	57.40	208 033	35 936	478.90	56.23	19 383	18 864	2.75	0.80
S06.2	弥散性脑损伤	7	4	3 555 686 851	3 846 631 021	-7.56	-1.84	94 220	114 957	-18.04	-4.75	37 738	33 461	12.78	3.05
163.8	其他脑梗死	8	7	3 447 608 809	2 858 229 007	20.62	5.96	343 942	269 665	27.54	7.43	10 024	10 599	-5.43	-1.38
S06.7	颅内损伤伴有延长的昏迷	9	34	3 413 019 988	706 934 943	382.79	51.34	95 343	15 801	503.40	64.26	35 797	44 740	-19.99	-4.92
167.8	其他指脑血管疾病	10	6	2 848 471 991	3 429 515 816	-16.94	-3.92	353 990	407 880	-13.21	-2.86	8 047	8 408	-4.30	-1.08
S06.5	创伤性硬膜下出血	11	11	2 639 326 998	1 906 551 105	38.43	8.63	75 265	58 456	28.75	6.62	35 067	32 615	7.52	1.84
163.2	大脑前动脉未特指或狭窄引起的脑梗死	12	51	2 355 338 756	480 159 743	390.53	50.72	80 831	20 617	292.06	42.36	29 139	23 290	25.12	5.80
D32.0	脑膜良性肿瘤	13	14	2 183 271 399	1 490 834 133	46.45	10.39	34 260	28 425	20.53	5.15	63 727	52 448	21.50	5.01
161.1	大脑半球脑内出血的皮质的	14	36	2 127 283 162	684 402 566	210.82	33.27	55 571	18 316	203.40	32.32	38 280	37 366	2.45	0.65
161.8	其他脑内出血	15	20	2 123 081 338	1 180 739 266	79.81	15.90	62 526	36 558	71.03	14.41	33 955	32 298	5.13	1.29

续表

ICD-10编码	亚目病种名称	排序		住院总费用				出院人次				次均住院费用			
		2020年	2016年	2020年费用/元	2016年费用/元	增长率/%	平均变化率/%	2020年人次/例	2016年人次/例	增长率/%	平均变化率/%	2020年费用/元	2016年费用/元	增长率/%	平均变化率/%
160.2	前交通动脉的蛛网膜下腔出血	16	24	2 040 542 198	957 687 236	113.07	20.91	17 185	9420	82.43	16.29	118 740	101 665	16.79	3.96
G45.9	未特指大脑暂性短缺血性发作	17	13	1 930 805 051	1 895 359 956	1.87	1.36	239 807	224 105	7.01	2.52	8051	8457	−4.80	−1.21
169.3	脑梗死后遗症	18	12	1 910 119 942	1 899 729 552	0.55	0.52	125 813	134 678	−6.58	−1.13	15 182	14 106	7.63	1.88
160.9	未特指的蛛网膜下腔出血	19	10	1 875 930 136	2 468 364 867	−24.00	−6.45	40 846	60 994	−33.03	−9.38	45 927	40 469	13.49	3.24
165.2	颈动脉闭塞和狭窄	20	31	1 866 503 189	825 375 416	126.14	23.59	46 197	22 884	101.87	20.23	40 403	36 068	12.02	2.88

注：本表选择2016年二级公立医院数据与2020年数据进行比较。各指标增长率计算公式包括①（2020年住院总费用－2016年住院总费用）/2016年住院总费用；②（2020年出院人次－2016年出院人次）/2016年出院人次；③（2020年次均住院费用－2016年次均住院费用）/2016年次均住院费用。年均增长率率为2016—2020年度增长率率末平均值。红色字体的为排位上升较快且从第20位跨升至最后20位的亚目病种。

第二章

基于医院质量监测系统的全国神经系统疾病医疗质量比较分析

一、2020 年全国神经系统疾病负担较重病种的比较分析

住院总经济负担（医疗服务体系负担趋势与总负担基本一致）和个人经济负担较重病种的筛选原则：选择 2016—2020 年住院总费用和次均住院费用排序连续 5 年在前 20 位的亚目病种（其中次均住院费用排序是在前文总费用排序前 50 位的亚目病种数据中选取次均住院费用排序前 20 位的病种），同时，加入 2016 年及以前排位 20 位以后，但 5 年间总负担和个体负担上升迅速，在 2020 年直接跃入前 20 位的病种。本章表格中标注的排序均以 2020 年的病种排序序号为基准。

（一）全国二级公立医院神经系统疾病住院总费用与次均住院费用负担较重病种比较

2016—2020 年，全国二级公立医院住院总费用与次均住院费用负担较重的亚目病种多为连续 5 年排序前 20 位的类目病种。住院总费用负担较重的亚目病种分属的类目主要为脑梗死（I63）、脑内出血（I61）、颅内损伤（S06）、短暂性大脑缺血发作和相关综合征（G45），跃升的类目病种为偏瘫（G81），是与社会和医疗服务体系负担相关较大的病种。次均住院费用负担较重的亚目病种分属的类目主要为脑内出血（I61）、颅内损伤（S06），跃升的类目病种为其他脑血管病（I67–I67.1，未破裂脑动脉瘤）、AD（G30）、VaD（F01），是与个体及家庭负担相关较大的病种（表 1-2-0-1）。

在二级公立医院神经系统疾病住院总费用负担与次均住院费用负担较重的亚目病种中，挑选排序前 5 位和 5 年间总负担和个体负担攀升较快的病种，进行相关指标分析。

从次均住院费用看，类目病种脑内出血（I61）、颅内损伤（S06）相关的亚目病种，以及次均住院费用排序近 5 年快速攀升的亚目病种 [未破裂脑动脉瘤（I67.1）、未特指 AD（G30.9）、未特指脑血管痴呆（F01.9）]，均是近 5 年次均住院负担较重的神经系统病种，也是给个体及家庭带来较大经济压力的病种（表 1-2-0-2）。

2020 年二级公立医院神经系统疾病住院总费用与次均住院费用负担较重的病种中，多数病种呈现出患病年龄较大、男性比例较高的人口学特征。与其他病种相比，脑内出血（I61）、颅内损伤（S06）相关的亚目病种与较高的平均住院日、在院死亡率、非医嘱离院率相关，其中颅内损伤（S06）相关的亚目病种年龄较轻、男性患者比例更高；未特指偏瘫（G81.9）、未特指 AD（G30.9）、未特指脑血管痴呆（F01.9）等亚目病种与较高的患病年龄和较高的平均住院日相关；脑受压（G93.5）的死亡率（17.75%）、非医嘱离院率（26.56%）更高（表 1-2-0-3）。

表1-2-0-1　全国二级公立医院2020年神经系统疾病住院总费用与次均住院费用负担较重的亚目病种的比较

住院总费用负担较重的神经系统亚目病种

排序	ICD-10类目编码和疾病名称	排序	ICD-10亚目编码和疾病名称	亚目病种数量/种
1	I63 脑梗死	1	I63.9 未特指脑梗死	3
		4	I63.8 其他脑梗死	
		14	I63.5 大脑动脉未特指的闭塞或狭窄引起的脑梗死	
2	I61 脑内出血	3	I61.9 未特指的脑内出血	4
		6	I61.0 大脑半球脑内出血，皮质下	
		12	I61.8 其他脑内出血	
		17	I61.1 大脑半球脑内出血，皮质的	
3	S06 颅内损伤	8	S06.7 颅内损伤伴有延长的昏迷	5
		9	S06.2 弥散性脑损伤	
		13	S06.5 创伤性硬膜下出血	
		15	S06.0 脑震荡	
		19	S06.6 创伤性蛛网膜下腔出血	
4	G45 短暂性大脑缺血发作和相关综合征	2	G45.0 短暂性大脑缺血发作和相关综合征	2
		10	G45.9 未特指大脑短暂性缺血性发作	
5	I67 其他脑血管病	5	I67.8 其他特指的脑血管疾病	1
6	I69 脑血管病后遗症	7	I69.3 脑梗死后遗症	2
		11	I69.1 脑内出血后遗症	
8	I62 其他非创伤性颅内出血	20	I62.0 急性非创伤性硬膜下出血	1
10	G81 偏瘫	16	G81.9 未特指偏瘫	1

次均住院费用负担较重的神经系统亚目病种

排序	ICD-10类目编码和疾病名称	排序	ICD-10亚目编码和疾病名称	病种数量/种
2	I61 脑内出血	3	I61.5 脑内出血，脑室的	7
		4	I61.0 大脑半球脑内出血，皮质下	
		5	I61.3 脑干的脑内出血	
		8	I61.1 大脑半球脑内出血，皮质的	
		9	I61.8 其他脑内出血	
		10	I61.4 小脑脑内出血	
		13	I61.9 未特指脑内出血	
3	S06 颅内损伤	7	S06.5 创伤性硬膜下出血	6
		11	S06.2 弥散性脑损伤	
		12	S06.4 硬膜外出血	
		16	S06.8 其他颅内损伤	
		19	S06.7 颅内损伤伴有延长的昏迷	
		20	S06.3 局部脑损伤	
5	I67 其他脑血管病	1	I67.1 未破裂脑动脉瘤	1
7	I60 蛛网膜下腔出血	15	I60.9 未特指的蛛网膜下腔出血	1
8	I62 其他非创伤性颅内出血	18	I62.0 急性非创伤性硬膜下出血	1
9	G93 脑的其他疾患	2	G93.5 脑受压	1
20+	S14 在颈水平的神经和脊髓损伤	17	S14.1 颈部脊髓其他和未特指的损伤	1
20+	G30 AD	6	G30.9 未特指AD	1
20+	F01 VaD	14	F01.9 未特指血管性痴呆	1

注：表中序号以2020年的序号为基准；红色字体的为排位上升较快且从第20位后跃升至前20位的亚目病种。

表 1-2-0-2　二级公立医院 2020 年住院总费用与次均住院费用负担较重的亚目病种相关指标分析（1）

ICD-10 类目编码	按总费用排序[1]	按次均费用排序[1]	ICD-10 亚目编码	亚目病种名称	次均住院费用 / 元	次均自付费用 / 元	自付比例 / %
I63	1		I63.9	未特指脑梗死	5445（3762 ~ 8260）	1242（0 ~ 2992）	26.20（0 ~ 47.10）
	4		I63.8	其他脑梗死	4937（3544 ~ 7026）	1245（0 ~ 2576）	27.00（0 ~ 47.10）
	14		I63.5	大脑动脉未特指的闭塞或狭窄引起的脑梗死	7574（5362 ~ 11 052）	2183（220 ~ 3866）	32.60（3.00 ~ 44.80）
I61	3	13	I61.9	未特指的脑内出血	9522（4965 ~ 19 653）	1758（0 ~ 5911）	28.00（0 ~ 52.60）
	6	4	I61.0	大脑半球脑内出血，皮质下	12 832（6495 ~ 27 602）	2297（0 ~ 7617）	26.40（0 ~ 46.20）
	12		161.8	其他脑内出血	11 525（6280 ~ 22 452）	2043（0 ~ 6481）	25.80（0 ~ 45.10）
	17		I61.1	大脑半球脑内出血，皮质的	10 506（5395 ~ 21 881）	1752（0 ~ 5920）	24.40（0 ~ 45.40）
		3	I61.5	脑内出血，脑室的	13 414（6217 ~ 30 406）	2275（0 ~ 8248）	27.00（0 ~ 47.90）
		5	I61.3	脑干的脑内出血	10 218（47 808 ~ 237 878）	1916（0 ~ 6704）	27.50（0 ~ 55.20）
S06	8	19	S06.7	颅内损伤伴有延长的昏迷	4653（2400 ~ 11 375）	1493（0 ~ 4931）	56.10（0 ~ 100）
	9	11	S06.2	弥散性脑损伤	8502（4386 ~ 17 916）	2080（0 ~ 8083）	37.30（0 ~ 100）
	13	7	S06.5	创伤性硬膜下出血	9867（4647 ~ 21 019）	2494（0 ~ 9315）	38.70（0 ~ 100）
G45	2		G45.0	短暂脑缺血发作和相关综合征	4123（3010 ~ 5625）	957（0 ~ 1969）	25.30（0 ~ 46.90）
I67	5		I67.8	其他特指的脑血管疾病	4122（2985 ~ 5657）	966（0 ~ 2084）	25.30（0 ~ 48.10 %）
		1	I67.1	未破裂脑动脉瘤	8940（4937 ~ 56 412）	1499（0 ~ 6996）	22.40（0 ~ 47.90）
I62	20	18	I62.0	急性非创伤硬膜下出血	9806（4756 ~ 16 754）	1643（0 ~ 5792）	27.30（0 ~ 79.70）
G81	16		G81.9	未特指偏瘫	9216（5701 ~ 14 128）	1046（0 ~ 2849）	11.50（0 ~ 30.50）
G93		2	G93.5	脑受压	12 266（3792 ~ 41 466）	1371（0 ~ 8643）	22.80（0 ~ 71.10）
G30		6	G30.9	未特指 AD	11 874（5769 ~ 20 034）	930（0 ~ 2880）	8.20（0 ~ 26.60）
F01		14	F01.9	未特指脑血管痴呆	10 694（5226 ~ 17 443）	1009（0 ~ 2797）	9.10（0 ~ 30.90）

注：①排序中空格数据表示该亚目病种排序在第 20 位后；表中序号以 2020 年的序号为基准；红色字体的为排位上升较快且从第 20 位后跃升至前 20 位的亚目病种。

表1-2-0-3　全国二级公立医院2020年神经系统疾病住院总费用与次均住院费用负担较重的亚目病种相关指标分析（2）

ICD-10类目编码	按总费用排序①	按次均费用排序①	ICD-10亚目编码和病种名称	年龄/岁 $\bar{x}\pm s$	年龄/岁 $M(P_{25}\sim P_{75})$	男性比例/%	平均住院天数/d $\bar{x}\pm s$	平均住院天数/d $M(P_{25}\sim P_{75})$	曾转过重症科患者/例(%)	离院方式/例(%) 医嘱离院	医嘱转院	非医嘱离院	死亡
I63	1		I63.9 未特指脑梗死	68±12	69(61~76)	55.59	10.0±19.1	9.0(6.0~12.0)	6(0.06)	89.60	1.30	5.20	0.40
	4		I63.8 其他脑梗死	69±11	69(62~77)	43.18	8.8±8.6	8.0(6.0~10.0)	4(0.04)	91.70	0.82	4.57	0.15
	14		I63.5 大脑动脉未特指的闭塞或狭窄引起的脑梗死	68±12	69(61~76)	57.43	10.3±7.8	9.0(7.0~13.0)	653(10.11)	90.64	1.61	5.97	0.26
I61	3	13	I61.9 未特指的脑内出血	64±13	65(55~74)	60.10	15.2±25.3	13.0(5.0~20.0)	11(0.04)	75.11	3.38	13.93	3.26
	6	4	I61.0 大脑半球脑内出血，皮质下	63±13	63(53~72)	62.55	16.8±19.1	14.0(6.0~21.0)	255(0.57)	70.89	3.82	18.52	2.73
	12		I61.8 其他脑内出血	66±12	67(57~74)	57.73	16.1±16.2	13.0(6.0~20.0)	9(0.02)	75.05	3.14	15.64	2.26
	17		I61.1 大脑半球脑内出血，皮质的	66±14	67(57~76)	60.77	14.7±15.9	12.0(7.0~19.0)	1082(3.99)	70.00	4.26	18.00	2.99
		3	I61.5 脑内出血，脑室的	62±15	63(53~72)	55.38	14.6±20.8	11.0(5.0~19.0)	97(0.06)	66.17	5.53	19.69	4.31
		5	I61.3 脑干的脑内出血	59±13	57(50~68)	67.95	14.0±22.2	8.0(3.0~19.0)	1281(5.64)	56.97	4.46	25.00	8.53
S06	8	19	S06.7 颅内损伤伴有延长的昏迷	49±20	51(35~64)	63.77	12.0±23.2	7.0(3.0~14.0)	198(0.03)	74.40	2.70	14.44	5.17
	9	11	S06.2 弥散性脑损伤	54±20	56(44~68)	69.67	15.6±21.2	11.0(5.0~19.0)	169(0.08)	73.48	3.50	15.59	3.50
	13	7	S06.5 创伤性硬膜下出血	57±21	62(48~72)	68.84	15.2±23.3	11.0(5.0~18.0)	618(3.33)	71.99	3.75	16.80	3.97
G45	2		G45.0 短暂脑缺血发作和相关综合征	65±13	66(56~74)	50.36	7.2±16.6	7.0(5.0~9.0)	8(0.06)	91.05	0.42	5.16	0.02
I67	5		I67.8 其他特指的脑血管疾病	64±13	66(55~74)	59.26	7.6±21.6	7.0(5.0~9.0)	191(0.77)	91.88	0.80	4.64	0.08
		1	I67.1 未破裂脑动脉瘤	60±12	60(52~68)	35.55	11.8±15.3	7.0(3.0~15.0)	20(0.03)	81.71	4.72	10.02	0.65
I62	20	18	I62.0 急性非创伤性硬膜下出血	66±18	70(59~77)	74.58	12.0±15.0	10.0(6.0~14.0)	500(5.13)	79.77	2.86	12.16	1.65
G81	16		G81.9 未特指偏瘫	65±15	66(55~75)	60.12	23.3±22.8	17.0(12.0~28.0)	3436(4.26)	93.17	0.57	1.59	0.05
G93		2	G93.5 脑受压	62±15	64(52~73)	59.47	13.0±125.9	3.0(1.0~12.0)	548(1.19)	45.08	3.68	26.56	17.75
G30		6	G30.9 未特指 AD	79±11	81(73~86)	41.35	13.0±125.9	3.0(1.0~12.0)	548(1.19)	87.20	0.90	2.02	1.23
F01		14	F01.9 未特指脑血管痴呆	77±11	79(71~86)	—	52.7±134.8	17.0(10.0~59.0)	102(0.89)	86.47	1.37	1.73	1.36

注：①排序中空格数据表示该亚目病种排序在第20位后；表中序号以2020年的序号为基准；红色字体的为排位上升较快且从第20位后跃升至前20位的亚目病种。

（二）全国三级公立医院神经系统疾病住院总费用负担与次均住院费用负担较重病种比较

2016—2020 年，全国三级公立医院神经系统疾病住院总费用负担与次均住院费用负担较重的亚目病种多属于连续 5 年排序前 20 位的类目病种。住院总费用负担较重的亚目病种分属的类目主要为脑梗死（I63）、脑内出血（I61）、颅内损伤（S06），其次为蛛网膜下腔出血（I60）、其他脑血管病（I67）、短暂性大脑缺血发作和相关综合征（G45），均为与社会和医疗服务体系负担相关较大的病种。次均住院费用负担较重的亚目病种分属的类目主要为脑内出血（I61）、蛛网膜下腔出血（I60），跃升的病种为脑恶性肿瘤（C71-C71.9，未特指的脑恶性肿瘤），是与个体及家庭负担相关较大的病种（表 1-2-0-4）。

从住院患者次均费用看，类目病种蛛网膜下腔出血（I60）相关的 6 个亚目病种，次均住院费用更高，其中最高的 2 个病种及其次均住院费用中位数为后交通动脉的蛛网膜下腔出血（122 617 元）和前交通动脉的蛛网膜下腔出血（113 695 元）；同时，未破裂脑动脉瘤（71 016 元）、脑膜良性肿瘤（60 201 元）、未特指的脑恶性肿瘤（35 897 元）和颈动脉闭塞和狭窄（25 980 元）等 4 个病种的次均住院费用中位数也反应了较重的患者个体和家庭的疾病经济负担（表 1-2-0-5）。

与其他病种相比，脑内出血（I61）、颅内损伤（S06）、蛛网膜下腔出血（I60）相关的亚目病种与较高的平均住院日、在院死亡率和非医嘱离院率同时相关，其中脑内出血（I61）、颅内损伤（S06）相关的亚目病种男性患者比例更高；未特指的脑恶性肿瘤（C71.9）、脑膜良性肿瘤（D32.0）与较轻的年龄和较高的平均住院日相关，其中脑膜良性肿瘤中女性患者比例更高；颈动脉闭塞和狭窄（I65.2）中男性患者比例更高，为 74.23%（表 1-2-0-6）。

表1-2-0-4 全国三级公立医院2020年神经系统疾病住院总费用与次均住院费用负担较重的亚目病种的比较

住院总费用负担较重的神经系统亚目病种

排序	ICD-10类目编码和疾病名称	排序	ICD-10亚目编码和疾病名称	ICD-10亚目病种数量/种
1	I63 脑梗死	1	I63.9 未特指脑梗死	
		6	I63.5 大脑动脉未特指的闭塞或狭窄引起的脑梗死	
		8	I63.8 其他脑梗死	
		12	I63.2 人脑前动脉未特指的闭塞或狭窄引起的脑梗死	4
2	I61 脑内出血	2	I61.0 大脑半球脑内出血，皮质下	
		5	I61.9 未特指脑内出血	
		14	I61.1 大脑半球脑内出血，皮质的	
		15	I61.8 其他脑内出血	4
3	S06 颅内损伤	7	S06.2 弥散性脑损伤	
		9	S06.7 颅脑损伤伴有延时的昏迷	
		11	S06.5 创伤性的硬膜下出血	3
4	I60 蛛网膜下腔出血	16	I60.2 前交通动脉的蛛网膜下腔出血	
		19	I60.9 未特指的蛛网膜下腔出血	2
5	I67 其他脑血管疾病	3	I67.1 未破裂脑动脉瘤	
		10	I67.8 其他特指脑血管疾病	2
6	G45 短暂性大脑缺血发作和相关综合征	4	G45.0 短暂脑缺血发作和相关综合征	
		17	G45.9 未特指大脑短暂性缺血发作	2
7	I69 脑血管病后遗症	18	I69.3 脑梗死后遗症	1
9	D32 脑脊膜良性肿瘤	13	D32.0 脑脊膜良性肿瘤	1
10	I65 人脑前动脉的闭塞和狭窄，未造成脑梗死	20	I65.2 颈动脉闭塞和狭窄	1

次均住院费用较重的神经系统亚目病种

排序	ICD-10类目编码和疾病名称	排序	ICD-10亚目编码和疾病名称	ICD-10亚目病种数量/种
		12	I61.3 脑干的脑内出血	
2	I61 脑内出血	13	I61.0 大脑半球脑内出血，皮质下	
		17	I61.4 小脑的脑内出血	
		19	I61.1 大脑半球脑内出血，皮质的	4
3	S06 颅内损伤	20	S06.2 弥散性脑损伤	1
4	I60 蛛网膜下腔出血	1	I60.3 后交通动脉的蛛网膜下腔出血	
		2	I60.2 前交通动脉的蛛网膜下腔出血	
		10	I60.9 未特指的蛛网膜下腔出血	
		3	I60.1 大脑中动脉的蛛网膜下腔出血	
		4	I60.7 未特指颅内动脉的蛛网膜下腔出血	1
5	I67 其他脑血管病	5	I67.1 未破裂的脑动脉瘤	1
8	C71 脑恶性肿瘤	8	C71.9 未特指的脑恶性肿瘤	1
9	D32 脑脊膜良性肿瘤	6	D32.0 脑膜良性肿瘤	1
10	I65 人脑前动脉的闭塞和狭窄，未造成脑梗死	15	I65.2 颈动脉闭塞和狭窄	1
20+	D35 内分泌腺其他和未特指的良性肿瘤	14	D35.2 垂体良性肿瘤	1
20+	T07 未特指多处损伤	16	T07.x 未特指的多处损伤	1
20+	G91 脑积水	7	G91.9 未特指的脑积水	1
20+	S14 在颈水平和神经和脊髓损伤	9	S14.1 颈部脊髓其他和未特指的损伤	1

注：表中序号以2020年的序号为基准；红色字体的为排位上升较快以及从第20位后跃升至前20位的亚目病种。

表 1-2-0-5 全国三级公立医院 2020 年神经系统疾病住院总费用与次均住院费用负担较重的亚目病种相关指标分析（1）

ICD-10 类目编码	按总费用排序	按次均费用排序	ICD-10 亚目编码	亚目病种名称	次均费用/元	次均自付费用/元	自付比例/%
I63	1		I63.9	未特指脑梗死	9790（6491～15 527）	2219（0～5724）	26.30（0～54.60）
	6		I63.5	大脑动脉未特指的闭塞或狭窄引起的脑梗死	11 864（7747～18 980）	3685（0～7839）	34.20（0～56.90）
	12		I63.2	大脑前动脉未特指的闭塞或狭窄引起的脑梗死	14 521（8973～28 411）	4466（0～10 966）	34.10（0～57.60）
I61	2	13	I61.0	大脑半球脑内出血，皮质下	22 327（10 830～52 616）	4795（0～15 953）	31.20（0～58.80）
	5		I61.9	未特指脑内出血	16 312（8436～37 386）	3193（0～11 513）	27.00（0～57.40）
	14	19	I61.1	大脑半球脑内出血，皮质的	19 532（9795～47 025）	4060（0～13 667）	29.30（0～56.70）
		12	I61.3	脑干的脑内出血	18 223（8560～47 618）	4134（0～14 366）	31.00（0～65.00）
	17		I61.4	小脑的脑内出血	19 556（10 049～47 135）	4055（0～13 762）	29.20（0～56.10）
S06	7	20	S06.2	弥散性脑损伤	16 770（7942～41 466）	4710（0～18 419）	52.20（0～100）
	9		S06.7	颅内损伤伴有延长的昏迷	10 369（4109～36 832）	2630（0～12 725）	74.00（0～100）
	11		S06.5	创伤性硬膜下出血	16 494（7904～37 638）	4514（0～16 521）	45.10（0～100）
I60	16	2	I60.2	前交通动脉的蛛网膜下腔出血	113 695（69 700～158 001）	29 479（0～73 113）	34.90（0～63.50）
	19	10	I60.9	未特指的蛛网膜下腔出血	18 733（8446～47 894）	3686（0～14 027）	31.50（0～63.80）
		1	I60.3	后交通动脉的蛛网膜下腔出血	122 617（71 947～168 759）	30 303（0～76 557）	35.00（0～61.00）
		3	I60.1	大脑中动脉的蛛网膜下腔出血	99 658（59 010～148 439）	26 567（0～68 106）	36.60（0～64.00）
		4	I60.7	未特指颅内动脉的蛛网膜下腔出血	85 869（16 150～151 751）	8372（0～53 557）	34.10（0～58.80）
I67	3	5	I67.1	未破裂脑动脉瘤	71 016（9162～135 193）	6110（0～48 925）	33.30（0～62.10）
G45	4		G45.0	短暂脑缺血发作和相关综合征	6348（4614～8745）	1521（0～3200）	25.50（0～52.90）
C71		8	C71.9	未特指的脑恶性肿瘤	35 897（10 037～72 710）	3717（0～22 846）	27.30（0～57.40）
D32	13	6	D32.0	脑膜良性肿瘤	60 201（41 735～80 285）	16 585（561～37 980）	36.70（2.40～58.50）
I65	20	15	I65.2	颈动脉闭塞和狭窄	25 980（9592～62 008）	4418（0～17 887）	28.80（0～54.30）

注：表中序号以 2020 年的序号为基准；红色字体的为排位上升较快且从第 20 位后跃升至前 20 位的亚目病种。

表1-2-0-6　全国三级公立医院2020年神经系统疾病住院总费用与次均住院费用负担较重的亚目病种相关指标分析（2）

ICD-10类目编码	按总费用排序	按次均费用排序	ICD-10亚目编码和病种名称	年龄/岁 $\bar{x}\pm s$	年龄/岁 $M(P_{25}\sim P_{75})$	男性比例/%	平均住院天数/d $\bar{x}\pm s$	平均住院天数/d $M(P_{25}\sim P_{75})$	曾转重症科患者 例(%)	离院方式构成比/% 医嘱离院	医嘱转院	非医嘱离院	死亡
I63	1		I63.9 未特指脑梗死	67±12	68（59～76）	60.81	11.2±10.9	10.0（7.0～13.0）	213（1.57）	89.15	0.92	5.69	0.97
	6		I63.5 大脑动脉未特指的闭塞或狭窄引起的脑梗死	66±12	67（58～75）	62.84	11.1±9.0	10.0（7.0～13.0）	112（0.14）	90.81	1.00	5.28	0.50
	12		I63.2 人脑前动脉未特指的闭塞或狭窄引起的脑梗死	66±12	67（58～74）	69.88	11.8±10.2	10.0（7.0～14.0）	108（0.31）	88.03	1.17	6.52	1.17
I61	2	13	I61.0 大脑半球脑内出血，皮质下	60±13	60（51～69）	66.23	19.1±22.7	15.0（8.0～24.0）	286（1.18）	73.06	2.01	17.27	3.88
	5		I61.9 未特指脑内出血	63±14	63（53～72）	63.33	17.1±19.2	14.0（7.0～21.0）	432（2.14）	75.28	1.57	13.88	5.17
	14	19	I61.1 大脑半球脑内出血，皮质的	64±15	66（55～75）	62.15	17.1±19.1	14.0（7.0～22.0）	135（0.89）	71.60	2.22	17.69	5.05
	12		I61.3 脑干的脑内出血	56±13	55（47～65）	72.81	17.0±28.3	11.0（3.0～20.0）	1128（3.97）	56.82	2.23	25.00	11.74
	17		I61.4 小脑的脑内出血	66±13	67（57～75）	59.48	16.8±16.8	14.0（8.0～21.0）	961（0.46）	71.43	1.75	18.15	5.20
S06	7	20	S06.2 弥散性脑损伤	53±20	55（42～67）	70.76	19.4±29.6	14.0（7.0～23.0）	274（0.56）	75.22	1.72	15.15	5.08
	9		S06.7 颅内损伤伴有延长的昏迷	48±21	51（33～63）	66.84	16.2±30.8	9.0（4.0～19.0）	187（0.03）	71.22	1.35	15.80	8.59
	11		S06.5 创伤性硬膜下出血	56±23	62（47～72）	70.13	16.6±27.4	12.0（6.0～19.0）	712（0.78）	75.70	1.46	14.92	5.43

续表

ICD-10 类目编码	按总费用排序	按次均费用排序	ICD-10 亚目编码和病种名称	年龄/岁 $\bar{x} \pm s$	年龄/岁 $M(P_{25} \sim P_{75})$	男性比例/%	平均住院天数/d $\bar{x} \pm s$	平均住院天数/d $M(P_{25} \sim P_{75})$	曾转重症科患者/例(%)	医嘱离院	医嘱转院	非医嘱离院	死亡
	16	2	I60.2 前交通动脉的蛛网膜下腔出血	57±11	56(49~65)	50.43	17.9±17.5	15.0(9.0~22.0)	607(5.89)	77.11	2.78	14.22	3.00
	19	10	I60.9 未特指的蛛网膜下腔出血	60±15	61(51~70)	44.76	12.2±22.8	10.0(3.0~16.0)	625(5.80)	67.86	3.35	19.22	6.26
I60		1	I60.3 后交通动脉的蛛网膜下腔出血	62±11	63(55~70)	19.62	17.3±32.1	15.0(9.0~21.0)	6072(3.79)	78.12	2.34	14.12	2.41
		3	I60.1 大脑中动脉的蛛网膜下腔出血	58±11	57(50~66)	41.55	18.8±23.6	15.0(9.0~23.0)	527(1.41)	74.83	2.99	15.50	3.55
		4	I60.7 未特指颅内动脉的蛛网膜下腔出血	61±12	62(52~69)	35.51	14.9±17.4	12.0(4.0~19.0)	8460(0.49)	67.36	3.55	19.47	5.65
I67	3	5	I67.1 未破裂脑动脉瘤	58±11	58(51~66)	36.60	11.1±13.9	8.0(4.0~14.0)	968(2.83)	90.90	0.99	5.90	0.48
G45	4		G45.0 短暂脑缺血发作和相关综合征	65±13	66(57~75)	44.93	8.1±5.1	7.0(5.0~10.0)	397(1.22)	92.87	0.35	4.00	0.62
C71	8		C71.9 未特指的脑恶性肿瘤	48±20	52(37~63)	56.60	19.1±18.6	15.0(6.0~25.0)	—	81.28	1.16	8.17	5.51
D32	6	13	D32.0 脑膜良性肿瘤	56±12	56(49~64)	26.70	18.0±13.7	16.0(11.0~22.0)	39(0.04)	92.94	1.70	3.65	0.27
I65	20	15	I65.2 颈动脉闭塞和狭窄	65±10	66(59~72)	74.23	10.4±8.3	9.0(6.0~13.0)	1395(3.42)	94.88	0.53	2.92	0.24

注：①排序中空格数据表示该亚目病种排序在第20位后；表中序号以2020年的序号为基准；红色字体的为排位从第20位后跃升至前20位的亚目病种。

二、2020 年全国二级和三级公立医院神经系统疾病负担较重病种的比较分析

（一）全国二级和三级公立医院神经系统疾病住院总费用负担较重的病种比较

2020 年全国二级和三级公立医院神经系统疾病住院总费用负担较重的病种中有 6 个类目病种一致，分别为脑梗死、脑内出血、颅内损伤、短暂性大脑缺血发作和相关综合征、其他脑血管病、脑血管病后遗症，且这 6 个类目所涉及的亚目病种达到所有总负担较重病种的近 3 / 4，但各类目中的亚目数量和病种结构却各有侧重（表 1-2-0-7）。类目不同的病种二级公立医院侧重在偏瘫（G81-G81.9，未特指偏瘫）和其他非创伤性颅内出血（I62-I62.0，急性非创伤硬膜下出血），三级公立医院则是蛛网膜下腔出血（I60-I60.2，前交通动脉的蛛网膜下腔出血；I60.9，未特指的蛛网膜下腔出血）、脑脊膜良性肿瘤（D32-D32.0，脑膜良性肿瘤）和入脑前动脉的闭塞和狭窄，未造成脑梗死（I65-I65.2，颈动脉闭塞和狭窄）。

（二）全国二级和三级公立医院神经系统疾病次均住院费用负担较重的病种比较

2020 年全国二级和三级公立医院神经系统疾病次均住院费用负担较重的病种，4 个类目病种一致，分别为脑内出血、颅内损伤、蛛网膜下腔出血和脑血管病后遗症，但各类目中的亚目数量和病种结构却各有侧重。二级公立医院以脑内出血、颅内损伤所及的亚目病种为主，三级公立医院则以蛛网膜下腔出血、脑内出血占比最多。二级和三级公立医院的其他类目差异较大，所涉及的亚目病种各有不同（表 1-2-0-8）。

（三）全国二级和三级公立医院神经系统疾病住院总费用和次均费用负担较重的共同病种相关指标比较分析

与二级公立医院相比，三级公立医院相同神经系统病种的次均住院费用更高，而两者的平均住院天数相差不大（表 1-2-0-9）。

与二级公立医院相比，三级公立医院神经系统疾病患者住院期间曾转科过重症科的人次及比例、在院死亡率普遍高于二级公立医院，但二级和三级公立医院在非医嘱离院比例上无明显差异。二级与三级公立医院收治相同神经系统病种的科室以及科室患者比例有较大的差异（表 1-2-0-10）。可以看出，在神经系统疾病的住院治疗上，二级和三级公立医院除外在病种结构上的差异，对于相同病种的诊治，两者的诊治难度、诊治行为、治疗成本和疾病转归均存在较大不同。

表1-2-0-7 全国二级与三级公立医院2020年神经系统疾病住院总费用负担较重病种的比较

二级公立医院神经系统疾病住院总费用负担较重病种

负担排序	ICD-10类目编码	疾病名称	负担排序	ICD-10亚目编码	疾病名称	ICD-10亚目病种数量/种
1	I63	脑梗死	1	I63.9	未特指脑梗死	3
			4	I63.8	其他脑梗死	
			14	I63.5	大脑动脉未特指的闭塞或狭窄引起的脑梗死	
2	I61	脑内出血	3	I61.9	未特指的脑内出血	4
			6	I61.0	大脑半球脑内出血，皮质下	
			12	I61.8	其他脑内出血	
			17	I61.1	大脑半球脑内出血，皮质的	
3	S06	颅内损伤	8	S06.7	颅内损伤伴有延长的昏迷	5
			9	S06.2	弥散性脑损伤	
			13	S06.5	创伤性硬膜下出血	
			15	S06.0	脑震荡	
			19	S06.6	创伤性蛛网膜下腔出血	
4	G45	短暂性大脑缺血发作和相关综合征	2	G45.0	短暂性大脑缺血发作和相关综合征	2
			10	G45.9	未特指大脑短暂性缺血性发作	
5	I67	其他脑血管疾病	5	I67.8	其他特指的脑血管疾病	1
6	I69	脑血管病后遗症	7	I69.3	脑梗死后遗症	2
			11	I69.1	脑内出血后遗症	
8	I62	其他非创伤性颅内出血	20	I62.0	急性非创伤性硬膜下出血	1
10	G81	偏瘫	16	G81.9	未特指偏瘫	1

三级公立医院神经系统疾病住院总费用负担较重病种

负担排序	ICD-10类目编码	疾病名称	负担排序	ICD-10亚目编码	疾病名称	ICD-10亚目病种数量/种
1	I63	脑梗死	1	I63.9	未特指脑梗死	4
			6	I63.5	大脑动脉未特指的闭塞或狭窄引起的脑梗死	
			8	I63.8	其他脑梗死	
			12	I63.2	大脑前动脉未特指的闭塞或狭窄引起的脑梗死	
2	I61	脑内出血	2	I61.0	大脑半球脑内出血，皮质下	4
			5	I61.9	未特指脑内出血	
			14	I61.1	大脑半球脑内出血，皮质的	
			15	I61.8	其他脑内出血	
3	S06	颅内损伤	7	S06.2	弥散性脑损伤	3
			9	S06.7	颅内损伤伴有延长的昏迷	
			11	S06.5	创伤性硬膜下出血	
4	I60	蛛网膜下腔出血	16	I60.2	前交通动脉的蛛网膜下腔出血	2
			19	I60.9	未特指的蛛网膜下腔出血	
5	I67	其他脑血管病	3	I67.1	未破裂脑动脉瘤	2
			10	I67.8	其他特指脑血管疾病	
6	G45	短暂性大脑缺血发作和相关综合征	4	G45.0	短暂脑缺血发作和相关综合征	2
			17	G45.9	未特指大脑短暂性缺血性发作	
7	I69	脑血管病后遗症	18	I69.3	脑梗死后遗症	1
9	D32	脑脊膜良性肿瘤	13	D32.0	脑膜良性肿瘤	1
10	I65	入脑前动脉的闭塞和狭窄，未造成脑梗死	20	I65.2	颈动脉闭塞和狭窄	1

注：表中序号以2020年的序号为基准；红色字体的为排序上升较快且从第20位后跃升至前20位的亚目病种。

表1-2-0-8 全国二级与三级公立医院2020年神经系统疾病次均住院费用负担较重病种的比较

二级公立医院神经系统疾病次均住院费用负担较重病种

负担排序	ICD-10类目编码和疾病名称	负担排序	ICD-10亚目编码和疾病名称	ICD-10亚目病种数量/种
2	I61 脑内出血	3	I61.5 脑内出血，脑室的	7
		4	I61.0 大脑半球脑内出血，皮质下	
		5	I61.3 脑干的脑内出血	
		8	I61.1 大脑半球脑内出血，皮质的	
		9	I61.8 其他脑内出血	
		10	I61.4 小脑脑内出血	
		13	I61.9 未特指脑内出血	
3	S06 颅内损伤	7	S06.5 创伤性硬膜下出血	6
		11	S06.2 弥散性脑损伤	
		12	S06.4 硬膜外出血	
		16	S06.8 其他颅内损伤	
		19	S06.7 颅内损伤伴有延长的昏迷	
		20	S06.3 局部脑损伤	
5	I67 其他脑血管病	1	I67.1 未破裂脑动脉瘤	1
7	I60 蛛网膜下腔出血	15	I60.9 未特指的蛛网膜下腔出血	1
8	I62 其他非创伤性颅内出血	18	I62.0 急性非创伤硬膜下出血	1
9	G93 脑的其他疾患	2	G93.5 脑受压	1
20+	S14 在颈水平的神经和脊髓损伤	17	S14.1 颈部脊髓其他的神经损伤	1
20+	G30 AD	6	G30.9 未特指AD	1
20+	F01 VaD	14	F01.9 未特指脑血管痴呆	1

三级公立医院神经系统疾病次均住院费用负担较重病种

负担排序	ICD-10类目编码和疾病名称	负担排序	ICD-10亚目编码和疾病名称	ICD-10亚目病种数量/种
2	I61 脑内出血	12	I61.3 脑干的脑内出血	4
		13	I61.0 大脑半球脑内出血，皮质下	
		17	I61.4 小脑的脑内出血	
		19	I61.1 大脑半球脑内出血，皮质的	
3	S06 颅内损伤	20	S06.2 弥散性脑损伤	1
4	I60 蛛网膜下腔出血	1	I60.3 后交通动脉的蛛网膜下腔出血	5
		2	I60.2 前交通动脉的蛛网膜下腔出血	
		10	I60.9 未特指的蛛网膜下腔出血	
		3	I60.1 大脑中动脉的蛛网膜下腔出血	
		4	I60.7 未特指颅内动脉的蛛网膜下腔出血	
5	I67 其他脑血管病	5	I67.1 未破裂的脑动脉瘤	1
8	C71 脑恶性肿瘤	8	C71.9 未特指的脑恶性肿瘤	1
9	D32 脑脊膜良性肿瘤	6	D32.0 脑膜良性肿瘤	1
10	I65 人脑前动脉闭塞和狭窄，未造成脑梗死	15	I65.2 颈动脉闭塞和狭窄	1
20+	D35 内分泌其他的良性肿瘤	14	D35.2 垂体良性肿瘤	1
20+	T07 未特指多处损伤	16	T07.x 未特指的多处损伤	1
20+	G91 脑积水	7	G91.9 未特指的脑积水	1
20+	S14 在颈水平的神经和脊髓损伤	9	S14.1 颈部脊髓其他和未特指损伤	1

注：表中序号以2020年的序号为基准；红色字体的为排位上升较快且从第20位后跃升至前20位的亚目病种。

表 1-2-0-9　全国二级与三级公立医院 2020 年住院总费用和次均费用负担较重的共同病种的指标比较（1）

按住院总费用排序[1]		按住院次均费用排序[1]		ICD-10 类目	疾病名称	出院人次 / 例		次均费用 / 元		次均自付费用及比例 / 元（%）		平均住院天数 / d	
二级医院	三级医院	二级医院	三级医院			二级医院	三级医院	二级医院	三级医院	二级医院	三级医院	二级医院	三级医院
1	1			I63.9	未特指的脑梗死	2 051 425	1 741 238	7414	14 778	2309（38.70）	4818（34.20）	10.0	11.2
2	4			G45.0	椎基底动脉综合征	650 848	629 295	4739	7403	1403（19.70）	2280（33.00）	7.2	8.1
3	5			I61.9	未特指的脑内出血	143 829	120 695	17 719	33 485	5724（32.30）	11 294（35.70）	15.2	17.1
4	8			I63.8	其他脑梗死	382 330	343 942	6127	10 024	1919（21.40）	3214（33.40）	8.8	9.5
5	10			I67.8	其他特指的脑血管病	424 787	353 990	4932	8047	1530（9.90）	2435（30.80）	7.6	8.4
6	2		13	I61.0	大脑半球脑内出血，皮质下	80 598	160 261	23 728	41 757	7331（33.00）	14 272（37.60）	16.8	19.1
7	18			I69.3	脑梗死后遗症	157 791	125 813	9083	15 182	2429（26.70）	4838（31.60）	16.5	17.9
9	7		20	S06.2	弥散性脑损伤	61 867	94 220	18 056	37 738	9102（47.80）	20 061（52.90）	15.6	19.4
10	17			G45.9	未特指的大脑短暂性缺血性发作	199 465	239 807	5047	8051	1537（18.70）	2446（31.10）	7.2	7.8
13	11			S06.5	创伤性硬膜下出血	37 279	75 265	20 896	35 067	10 478（48.60）	17 832（50.60）	15.2	16.6
		5	12	I61.3	脑干的脑内出血	22 721	38 008	22 573	42 186	7732（81.40）	14 788（39.00）	14.0	17.0
		8	19	I61.1	大脑半球脑内出血，皮质的	27 100	55 571	19 785	38 280	5821（31.90）	12 879（36.30）	14.7	17.1
		10	17	I61.4	小脑的脑内出血	17 235	28 407	19 702	39 674	5904（34.10）	13 063（35.90）	14.4	16.8
		15	10	I60.9	未特指的蛛网膜下腔出血	27 191	40 846	16 985	45 927	5848（38.90）	16 303（38.60）	9.2	12.2

注：①排序号以 2020 年的序号为基准。表中空格数据表示该亚目病种排序在第 20 位后。

表1-2-0-10　全国二级与三级公立医院2020年神经系统疾病住院总费用和次均住院费用负担较重的共同病种的指标比较（2）

ICD-10编码	亚目疾病名称	曾转重症科患者/例（%）二级公立医院	曾转重症科患者/例（%）三级公立医院	二级公立医院患者转归/% 非医嘱离院	二级公立医院患者转归/% 死亡	三级公立医院患者转归/% 非医嘱离院	三级公立医院患者转归/% 死亡	二级公立医院出院科室构成比 按科室出院人次计算比例/%	二级公立医院出院科室构成比 累计比例/%	三级公立医院出院科室构成比 按科室出院人次计算比例/%	三级公立医院出院科室构成比 累计比例/%
163.9	未特指的脑梗死	213（1.57）	6（0.06）	5.23	0.42	5.69	0.97	神经内科 41.64 内科 26.78 其他科室 18.38 全科医疗科 2.02 急诊医学科 1.93	90.75	神经内科 67.81 内科 9.54 其他值域科室 8.11 神经外科 2.67 康复医学 2.54	90.68
G45.0	椎基底动脉综合症	8（0.06）	397（1.22）	5.16	0.02	4.00	0.62	神经内科 46.08 内科 24.86 其他值域科室 18.35 急诊医学科 2.35	91.64	神经内科 69.26 内科 10.05 其他值域科室 7.74 老年病科 3.28	90.34
161.9	未特指的脑内出血	11（0.04）	432（2.14）	13.93	3.26	13.88	5.17	神经内科 21.85 神经外科 21.46 其他值域科室 14.28 内科 14.03 重症医学 10.48 外科 8.98	91.07	神经外科 37.00 神经内科 28.25 重症医学 8.43 其他值域科室 7.94 康复医学 5.64 内科 4.94	92.20
163.8	其他脑梗死	4（0.04）	306（0.25）	4.57	0.15	4.78	0.22	神经内科 31.00 内科 30.66 其他值域科室 25.11 中医科 2.54 急诊医学科 1.65	90.96	神经内科 59.67 其他值域科室 12.82 内科 9.34 老年病科 4.71 全科医疗科 2.94 神经外科 2.85	92.33
167.8	其他特指的脑血管病	191（0.77）	84（0.04）	4.64	0.08	4.05	0.15	神经内科 34.63 内科 29.43 其他值域科室 22.55 中医科 2.28 全科医疗科 2.19	91.09	神经内科 55.51 其他值域科室 15.74 内科 7.60 老年病科 5.63 全科医疗科 3.83 神经外科 3.36	91.68
161.0	大脑半球脑内出血，皮质下	255（0.57）	286（1.18）	18.52	2.73	17.27	3.88	神经外科 37.24 神经内科 13.23 其他值域科室 12.43 中医科 12.04 外科 10.80 内科 7.70	93.44	神经外科 56.45 神经内科 16.41 重症医学 7.42 其他值域科室 5.31 外科 4.76	90.35
169.3	脑梗死后遗症	2（0.003）	720（4.93）	2.19	0.29	2.63	0.20	其他值域科室 26.81 内科 20.26 康复医学 19.20 神经内科 19.05 中医科 5.47	90.79	神经内科 34.03 康复医学 22.14 其他值域科室 16.56 老年病科 7.67 内科 6.15 中医科 4.48	91.04

续表

ICD-10编码	亚目疾病名称	曾转重症科患者 例（%）		二级公立医院患者转归/%		三级公立医院患者转归/%		二级公立医院出院科室构成比		三级公立医院出院科室构成比	
		二级公立医院	三级公立医院	患者嘱非医院离院	死亡	患者嘱非医院离院	死亡	按科室出院人次计算比例/%	累计比例/%	按科室出院人次计算比例/%	累计比例/%
S06.2	弥散性脑损伤	169（0.08）	274（0.56）	15.59	3.50	15.15	5.08	神经外科 45.40 外科 24.43 其他值域科室 18.27 重症医学 6.25	94.35	神经外科 72.45 其他值域科室 8.92 外科 6.57 急诊医学科 6.19	94.13
G45.9	未特指的短暂性大脑缺血性发作	3（0.01）	928（5.40）	5.61	0.02	5.12	0.02	神经内科 48.06 内科 24.78 其他值域科室 16.70 急诊医学科 2.20	91.74	神经内科 68.09 康复医学 11.59 其他值域科室 8.47 老年病科 2.93	91.08
S06.5	创伤性硬膜下出血	618（3.33）	712（0.78）	16.80	3.97	14.92	5.43	神经外科 48.34 外科 21.92 其他值域科室 16.41 重症医学 7.74	94.42	神经外科 73.05 其他值域科室 7.93 外科 7.17 重症医学 6.64	94.78
I61.3	脑干的脑内出血	1281（5.64）	1128（3.97）	25.00	8.53	25.00	11.74	重症医学 30.12 神经外科 21.72 神经内科 13.21 其他值域科室 11.29 内科 8.41 外科 6.55	91.29	神经外科 38.48 重症医学 22.43 神经内科 18.38 其他值域科室 5.58 康复医学 4.18 急诊医学科 3.43	92.48
I61.1	大脑半球脑内出血，皮质下的	1082（3.99）	135（0.89）	18.00	2.99	17.69	5.05	神经外科 34.21 神经内科 15.23 其他值域科室 12.55 重症医学 11.90 内科 10.67 外科 9.88	94.42	神经外科 55.26 神经内科 18.76 重症医学 7.73 其他值域科室 5.89 外科 4.34	91.98
I61.4	小脑的脑内出血	109（0.28）	961（0.46）	17.55	3.41	18.15	5.20	神经外科 32.78 神经内科 15.41 重症医学 12.81 其他值域科室 12.07 外科 10.81 内科 10.70	94.59	神经外科 55.96 神经内科 17.20 重症医学 9.40 其他值域科室 5.55 外科 4.46	92.57
I60.9	未特指的蛛网膜下腔出血	3545（2.46）	625（5.80）	16.95	3.96	19.22	6.26	神经外科 25.55 神经内科 15.39 重症医学 14.56 其他值域科室 11.82 内科 10.35	93.89	神经外科 51.51 神经内科 17.83 重症医学 11.53 其他值域科室 7.33 外科 4.71	92.92

三、小结

总体来看，我国神经系统疾病的负担变化趋势近十几年来不容乐观。随着新医改以来我国基本医疗保障体系的逐步完善和持续扩展，医疗服务体系规模、能力和质量均快步提升，有效承担和缓解了神经系统疾病给社会、医疗服务体系和家庭带来的疾病负担。

从神经系统疾病住院医疗服务量和服务利用来看：2016—2020 年，全国二级和三级公立医院神经系统疾病年度住院医疗服务量整体呈上升趋势，覆盖的神经系统疾病 ICD–10 编码三位数类目和四位数亚目病种的年度数量总体无显著变化，开展实施的神经系统疾病的手术种类的中位数整体呈逐年上升趋势，这明显与患病率居高不下直接相关，老龄化等社会人口因素也是患病率高的原因之一。因受新型冠状病毒肺炎疫情影响，2020 年全国范围内医院平均服务量有所下降，但不意味着患病率有所变化。

从疾病经济负担的角度看：2016—2020 年我国神经系统疾病住院费用直接的社会经济负担呈逐年递增趋势。二级公立医院 2017—2019 年神经系统疾病住院费用的年度增幅大于国民生产总值的年度增幅，三级公立医院 2019 年的增幅显著。同时发现，即使受到新型冠状病毒肺炎疫情影响，在 2020 年医院平均出院人次和住院总费用增幅逆转为负的情况下，二级和三级公立医院的神经系统疾病次均住院费用和次均住院自付费用仍呈递增趋势，且年环比增幅大于前几年的幅度，提示神经系统疾病的个人负担的变化趋势值得关注，也进一步印证了慢性病已经成为我国医疗费用支出中较大的构成部分。

从神经系统疾病病种变化趋势和总体负担趋势来看：以 2020 年为基准，回顾分析 2016 年以来二级公立医院神经系统疾病社会经济总负担前 20 位的亚目病种变化规律发现，二级公立医院和三级公立医院分别有 14 个亚目病种始终排在总负担前 20 位，2016 年以来二级公立医院有 5 个病种、三级公立医院有 6 个病种从排序 20 位后持续上升进入 2020 年的前 20 位。全国二级和三级公立医院神经系统亚目分类病种出院人次增幅趋势与住院总费用基本保持一致，提示神经系统疾病经济总负担较重的病种对基本医保等社会负担和医疗服务体系负担具有较大影响，且趋势一致。2016—2020 年的 5 年间，二级公立医院的 6 个神经系统病种—大脑半球脑内出血（皮质下）、颅内损伤伴有延长的昏迷、其他脑内出血、大脑动脉未特指的闭塞或狭窄引起的脑梗死、大脑半球脑内出血（皮质的）、未特指偏瘫的增幅和三级公立医院的 8 个神经系统病种—大脑半球脑内出血（皮质下）、未破裂脑动脉瘤、大脑动脉未特指的闭塞或狭窄引起的脑梗死、颅内损伤伴有延长的昏迷、入脑前动脉未特指的闭塞或狭窄引起的脑梗死、大脑半球脑内出血（皮质的）、前交通动脉的蛛网膜下腔出血、颈动脉闭塞和狭窄的总体经济负担（住院总费用）增幅显著。分析这些病种总负担增加的原因主要为该病种医疗服务量（出院人次）的增加。同时发现，二级公立医院脑内出血相关的 4 个亚目病种和三级公立医院未破裂脑动脉瘤 5 个亚目病种的次均住院费用增幅显著，提示要关注这些病种与个人负担相关的过程和结局质量变化趋势。

从 2020 年神经系统疾病经济负担角度来看：对于 2020 年住院总费用与次均住院费用负担较重的病种，二级公立医院中多数病种呈现出患病年龄较大、男性比例较高的人口学特征。与其他病种相比，脑内出血、颅内损伤相关的亚目病种与较高的平均住院日、在院死亡率、非医嘱离院率同时相关，其中颅内损伤相关的亚目病种年龄较轻，男性患者比例更高。未特指偏瘫、未特指 AD、未特指脑血管痴呆等亚目病种与较高的患病年龄和较高的平均住院日相关。脑受压的死亡率、非医嘱离院率更高；而三级公立医院中，与其他病种相比，脑内出血、颅内损伤、蛛网膜下腔出血相关的亚目病种与较高的平均住院日、在院死亡率和非医嘱离院率同时相关，其中脑内出血、颅内损伤相关的亚目病种男性患者比例更高。未特指的脑恶性肿瘤、脑膜良性肿瘤与较轻的年龄和较高的平均住院日相关，其中脑膜良性肿瘤的女性患者比例更高，颈动脉闭塞和狭窄的男性患者比例达到 74.23%。

从 2020 年全国二级和三级公立医院神经系统疾病负担较重的病种比较分析来看：二级和三级公立

医院神经系统疾病住院总费用负担较重的病种中，6个类目病种一致，且所涉及的亚目病种达到所有总负担较重病种近3/4的比例，但各类目中的亚目数量和病种结构却各有侧重。二级公立医院侧重在偏瘫和其他非创伤性颅内出血，三级公立医院则侧重在蛛网膜下腔出血、脑脊膜良性肿瘤和入脑前动脉的闭塞和狭窄（未造成脑梗死）。二级和三级公立医院神经系统疾病次均住院费用负担较重的病种中，4个类目病种一致，但二级公立医院以脑内出血、颅内损伤所及的亚目病种为主，三级公立医院则以蛛网膜下腔出血、脑内出血为多。二级和三级公立医院的其他类目差异较大，所涉及的亚目病种各有不同。二级与三级公立医院住院总费用和次均费用负担较重的共同病种比较中，在神经系统疾病的住院治疗上，除病种结构上的差异，对于相同病种的诊治，二级和三级公立医院的诊治难度、诊治行为、治疗成本和疾病转归均存在较大不同。

（张　静，杨　昕，李子孝，王拥军）

第二部分

神经内科专业医疗质量数据分析

第一章

脑血管病医疗质量分析

本章数据来源于 CSCA 数据库，截取 2020 年 1 月 1 日—12 月 31 日期间 197 471 例住院脑梗死患者分析全国脑梗死医疗服务与质量改进情况。

一、社会人口学特征

2020 年住院脑梗死患者社会人口学特征详见表 2-1-0-1。2020 年中国住院脑梗死患者中位年龄为 67 岁，男性住院患者比例高于女性，与 2019 年住院患者的性别分布比例相似。医疗费用支付类型中医保支付（新型农村合作医疗保险、城乡居民基本医疗保险和城镇职工基本医疗保险）覆盖超过 90%，三级医院和二级医院医保支付类型各有侧重，二级医院患者的费用支付方式主要为新型农村合作医疗保险，三级医院患者的费用支付方式主要为城镇职工基本医疗保险（表 2-1-0-1）。2020 年住院脑梗死患者全自费支付比例为 4.3%，低于 2019 年的 5.2%。

表 2-1-0-1　2020 年 CSCA 数据库脑梗死患者社会人口学特征

指标	二级医院 （100 162 例）	三级医院 （97 309 例）	总计 （197 471 例）
人口学特征			
男性 / 例（%）	61 096（61.0）	62 274（64.0）	123 370（62.5）
汉族 / 例（%）	96 908（96.8）	94 801（97.4）	191 709（97.1）
年龄 / 岁	67.0（58.0 ~ 75.0）	67.0（57.0 ~ 75.0）	67.0（58.0 ~ 75.0）
医疗费用支付类型 / 例（%）			
新型农村合作医疗保险	48 299（48.2）	23 255（23.9）	71 554（36.2）
城乡居民基本医疗保险	28 956（28.9）	30 050（30.9）	59 006（29.9）
城镇职工基本医疗保险	17 551（17.5）	34 272（35.2）	51 823（26.2）
自费	3119（3.1）	5420（5.6）	8539（4.3）
商业保险	289（0.3）	267（0.3）	556（0.3）
公费医疗	176（0.2）	370（0.4）	546（0.3）
其他	2375（2.4）	4479（4.6）	6854（3.5）

二、危险因素分析

2020 年住院脑梗死患者主要危险因素伴发情况详见表 2-1-0-2。2020 年全国住院脑梗死患者主要危险因素有高血压、糖尿病、脂代谢紊乱、心房颤动、心肌梗死、短暂性脑缺血发作、心力衰竭等疾病，主要不良生活方式为吸烟。2020 年住院脑梗死患者的主要危险因素与 2019 年结果一致，但与 2019 年相比，合并危险因素的比例有所降低，如吸烟者比例从 2019 年的 36.0% 降低至 2020 年的 34.3%、脂代谢紊乱的比例从 2019 年的 6.7% 降低至 2020 年的 5.6%。

表 2-1-0-2　2020 年 CSCA 数据库脑梗死患者危险因素分析 [单位：例（%）]

危险因素	总计 （197 471 例）	二级医院 （100 162 例）	三级医院 （97 309 例）
高血压	127 142（64.4）	64 970（64.9）	62 172（63.9）
吸烟	67 640（34.3）	31 802（31.8）	35 838（36.8）
糖尿病	43 482（22.0）	20 779（20.7）	22 703（23.3）
脂代谢紊乱	11 099（5.6）	5745（5.7）	5354（5.5）
心房颤动	9430（4.8）	4019（4.0）	5411（5.6）
心肌梗死	3309（1.7）	1754（1.8）	1555（1.6）
短暂性脑缺血发作	2054（1.0）	985（1.0）	1069（1.1）
心力衰竭	2281（1.2）	1255（1.3）	1026（1.1）

三、脑梗死医疗服务过程质量指标分析

2020 年全国住院脑梗死患者主要医疗质量过程指标均较 2019 年有不同程度的提高。对脑梗死患者采用 NIHSS 进行神经功能缺损评估的比例从 2019 年的 74.8% 提高到 2020 年的 81.2%；急性期 rt-PA 静脉溶栓率（33.3% vs. 30.4%）和血管内机械取栓率（1.3% vs. 1.0%）均较 2019 年增加；入院 48 h 内非致残性脑梗死双抗治疗率比 2019 年提高了 2.6%（2020 年 47.3% vs. 2019 年 44.7%）。这些医疗服务过程质量指标的提升是全国卒中中心建设的实施、组织化卒中诊疗模式的推广和临床卒中诊疗规范化的体现。2020 年住院脑梗死患者主要医疗服务过程指标详见表 2-1-0-3。

表 2-1-0-3　2020 年 CSCA 数据库脑梗死医疗质量过程指标执行情况（单位：%）

脑梗死医疗质量过程指标	总计 （197 471 例）	二级医院 （100 162 例）	三级医院 （97 309 例）
脑梗死患者神经功能缺损评估率	81.2	83.8	78.5
发病 4.5 h 内到院的脑梗死患者 rt-PA 静脉溶栓率	33.3	30.8	36.0
静脉溶栓的脑梗死患者静脉溶栓时间 < 60 min 的比例	65.8	68.5	63.4
住院期间脑梗死患者血管内机械取栓率	1.3	0.4	2.2
住院期间脑梗死患者血管评价率	91.4	90.0	92.8
入院 48 h 内脑梗死患者抗血小板药物治疗率	87.3	88.4	86.2
入院 48 h 内非致残性脑梗死双抗治疗率	47.3	47.8	46.7
住院期间脑梗死患者他汀类药物治疗率	91.3	92.1	90.4
住院期间合并心房颤动的脑梗死患者抗凝治疗率	45.4	41.6	48.0
入院 48 h 内不能自行行走的脑梗死患者深静脉血栓预防率	13.8	14.7	13.1
脑梗死患者吞咽功能筛查率	83.3	83.7	83.0

续表

脑梗死医疗质量过程指标	总计 （197 471 例）	二级医院 （100 162 例）	三级医院 （97 309 例）
脑梗死患者康复评估率	73.1	72.0	74.1
出院时脑梗死患者抗栓治疗率	89.4	90.0	88.8
出院时非心源性脑梗死患者他汀类药物治疗率	92.1	92.7	91.5
出院时合并糖尿病的脑梗死患者降糖治疗率	78.6	78.7	78.6
出院时合并高血压的脑梗死患者降压治疗率	68.3	68.2	68.4
出院时合并心房颤动的脑梗死患者抗凝治疗率	48.2	40.8	53.3

四、脑梗死结局及经济指标分析

2020 年脑梗死住院患者主要结局指标详见表 2-1-0-4 和表 2-1-0-5。2020 年全国住院脑梗死患者的平均住院日、在院死亡率、非医嘱离院率较 2019 年无明显变化，但住院的次均费用（9108 元 *vs.* 9706 元）和次均药费（3206 元 *vs.* 3685 元）较 2019 年均有所下降。

表 2-1-0-4　2020 年 CSCA 数据库脑梗死患者平均住院日和出院时结局

结局指标	二级医院	三级医院	合计
平均住院日 / d	10.0（7.0 ~ 13.0）	11.0（8.0 ~ 14.0）	10.0（7.0 ~ 13.0）
在院死亡 / 例（%）	233（0.2）	493（0.5）	726（0.4）
非医嘱离院 / 例（%）	5619（5.6）	6313（6.5）	11 932（6.0）

表 2-1-0-5　2020 年 CSCA 数据库脑梗死患者药物次均费用及住院次均费用（单位：元）

费用	二级医院	三级医院	合计
药物次均费用	2426（1391 ~ 4609）	4218（2332 ~ 7647）	3206（1728 ~ 6209）
住院次均总费用	7168（5034 ~ 11 021）	11 572（7963 ~ 17 428）	9108（6022 ~ 14 444）

（杨　昕，谷鸿秋，王春娟，李子孝）

第二章
癫痫及癫痫持续状态医疗质量数据分析

第一节 癫痫医疗质量数据分析

癫痫是世界卫生组织重点防治的 5 大神经精神疾病之一，我国居民癫痫的患病率高达 7.2‰，超过 1000 万患者受累，年经济负担超过 200 亿元，癫痫已成为我国重大的公共卫生问题。近 20 年来，我国癫痫相关医疗质量不断提升，但癫痫相关伤残调整寿命年仍与发达国家存在差距，且不同地区的癫痫医疗质量也存在明显差异。既往调查显示，我国有约 40% 的癫痫患者未经治疗，约 50% 的患者从未接受过规范治疗，治疗缺口在部分地区高达 70%。《"健康中国 2030" 规划纲要》中明确指出，提供优质高效的医疗服务，建立与国际接轨、体现中国特色的医疗质量管理与控制体系，基本健全覆盖主要专业的国家、省、市三级医疗质量控制组织，推出一批国际化标准规范，这为我国癫痫医疗的进一步建设指出了明确的方向。在国家卫生健康委员会医政医管局及国家神经系统疾病医疗质量控制中心的领导下，国家癫痫医疗质量控制专病组自 2017 年开展癫痫医疗质量控制体系建设，截至目前建设了以 HQMS 数据库为核心的数据冷追踪体系和国家 NCIS 数据库联合癫痫专病数据库的热追踪上报数据体系，明确我国癫痫医疗服务质量现状，进而针对性缩减我国癫痫治疗缺口，不断提高我国癫痫医疗质量和医疗服务水平，并在循证证据指导和数据监测反馈的基础上，建设了癫痫医疗质量控制指标，成为了我国癫痫医疗质量的教鞭和标尺。

本节将综合上述 3 大数据库数据，展示本年度癫痫病种的医疗质量情况，包括：①基于 2020 年度全国 31 个省级行政区 1867 家医疗机构病案首页主要诊断代码及其他诊断代码包含癫痫（G40）诊断的住院患者的病案首页信息，与既往 2018 年、2019 年度数据进行对比分析。相关分析均基于出院人次数，对多次入院患者，纳入了其各次入院病案首页的全部信息。②癫痫质量控制指标体系上报平台 2021 年度数据，并与 2020 年数据对比，分析了 31 个省级行政区的哨点医院对《神经系统疾病医疗质量控制指标（2020 年版）》癫痫相关指标的完成情况。③ 2021 年 NCIS 数据库中全国主动上报《神经系统疾病医疗质量控制指标（2020 年版）》中癫痫指标的完成情况。

一、出院患者基线信息与结构评价

2020 年 HQMS 数据库全国各省级行政区癫痫出院患者人次情况见表 2-2-1-1 及图 2-2-1-1，出院人次排名前 3 位的省级行政区依次为广东省、山东省和江苏省。

表 2-2-1-1 2020 年 HQMS 数据库全国各省级行政区癫痫患者出院人次

省级行政区	出院患者 / 人次
广东	34 984
山东	32 374
江苏	29 792
四川	28 957
河南	27 423
浙江	22 866
湖南	19 452
湖北	16 925
河北	16 268
北京	15 533
上海	14 222
安徽	14 144
云南	14 117
辽宁	14 005
广西	13 975
陕西	12 440
福建	11 600
江西	10 725
贵州	8603
山西	7998
重庆	7304
新疆	6854
黑龙江	5829
内蒙古	5379
吉林	4467
天津	4453
甘肃	4306
海南	3312
青海	2355
宁夏	1482
西藏	521
总计	412 665

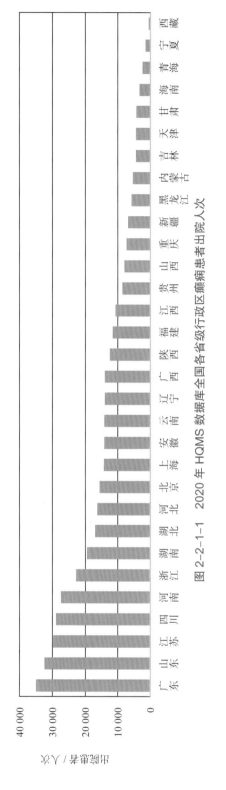

图 2-2-1-1 2020 年 HQMS 数据库全国各省级行政区癫痫患者出院人次

2020 年 HQMS 数据库癫痫出院患者 412 665 人次，2018—2020 年，出院癫痫患者人次及性别特征变化趋势见表 2-2-1-2，患者性别构成比未见明显变化，仍以男性患者为主。

表 2-2-1-2 2018—2020 年 HQMS 数据库癫痫出院患者的人次及性别特征

指标	2018 年	2019 年	2020 年
出院患者 / 人次	545 969	662 809	412 665
男性 / 例（%）	335 686（61.48）	406 193（61.28）	258 068（62.54）

2020年HQMS数据库癫痫患者出院年龄分布见图2-2-1-2，0～4岁为出院患者人次最多的年龄区间，共有58 803人次，14岁以下患者合计129 521人次，占全部患者的31.39%，65岁以上患者合计98 950人次，占全部患者的23.98%。

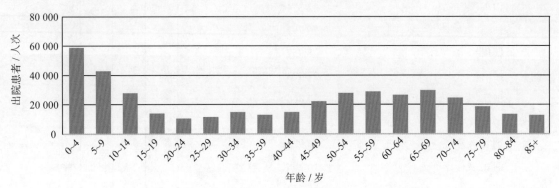

图 2-2-1-2　2020 年 HQMS 数据库癫痫出院患者年龄构成

二、出院患者卫生经济学情况

2018—2020年HQMS数据库中癫痫出院患者次均住院费用呈逐年上升趋势，2020年为20 810.4元/次（表2-2-1-3）。2020年次均住院费用较低的省级行政区有云南省、陕西省和山东省等。2018—2020年住院费用下降排名前3位的省级行政区为西藏自治区、宁夏回族自治区和云南省，分别下降了29.60%、15.43%和3.63%。2018—2020年HQMS数据库各省级行政区癫痫住院患者次均住院费用变化情况见图2-2-1-3。

表 2-2-1-3　2018—2020 年 HQMS 数据库癫痫出院患者卫生经济学指标

指标	2018 年	2019 年	2020 年
出院患者 / 人次	545 969	662 809	412 665
次均住院费用 / 千元	17.98 ± 34.88	19.97 ± 45.88	20.81 ± 45.91
平均自付费用 / 千元	5.91 ± 19.45	6.70 ± 26.11	7.79 ± 25.86
平均住院日 / d	12.1 ± 15.7	12.8 ± 25.9	13.2 ± 29.1

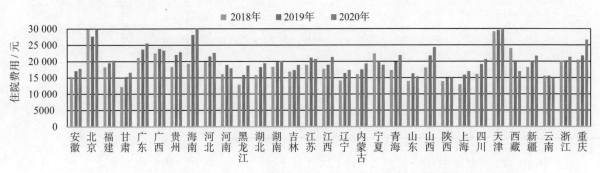

图 2-2-1-3　2018—2020 年 HQMS 数据库各省级行政区癫痫出院患者次均住院费用

2018—2020年HQMS数据库中癫痫出院患者平均住院日呈逐年上升趋势，2020年平均为13.2 d。平均住院日较低的省级行政区为上海市、西藏自治区、陕西省等。2018—2020年平均住院日下降排名前 3 位的省级行政区为西藏自治区、宁夏回族自治区和陕西省，分别下降了 26.07%、8.78% 和 3.17%。2018—2020 年 HQMS 数据库各省级行政区癫痫出院患者平均住院日情况见图 2-2-1-4。

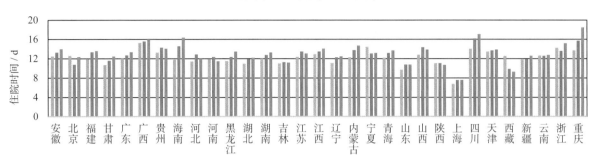

图 2-2-1-4　2018—2020 年 HQMS 数据库各省级行政区癫痫出院患者平均住院日

2018—2020 年 HQMS 数据库癫痫出院患者医疗费用支付方式构成见表 2-2-1-4，支付方式以国家基本医疗保险（城镇职工基本医疗保险、城乡居民基本医疗保险、新型农村合作医疗保险）为主。2018—2020 年以国家基本医疗保险支付住院费用的患者比例分别为 62.7%、65.2% 和 65.64%，覆盖率呈逐年上升趋势。

表 2-2-1-4　2018—2020 年 HQMS 数据库癫痫出院患者医疗费用支付方式构成情况 [单位：例（%）]

医疗费用支付方式	2018 年	2019 年	2020 年
城镇职工基本医疗保险	138 460（25.4）	169 196（25.5）	99 853（24.2）
城乡居民基本医疗保险	122 369（22.4）	171 894（25.9）	126 993（30.8）
新型农村合作医疗保险	81 271（14.9）	91 159（13.8）	44 014（10.7）
贫困救助	3720（0.7）	5326（0.8）	4397（1.1）
商业医疗保险	2936（0.5）	3127（0.5）	1667（0.4）
全公费	12 059（2.2）	11 172（1.7）	4731（1.1）
全自费	123 549（22.6）	142 898（21.5）	90 690（22.0）
其他社会保险	10 148（1.9）	12 237（1.9）	7385（1.8）
其他	51 457（9.4）	55 800（8.4）	32 935（8.0）

2018—2020 年 HQMS 数据库中各省级行政区癫痫患者医疗费用支付方式中城镇职工基本医疗保险比例变化趋势见图 2-2-1-5。

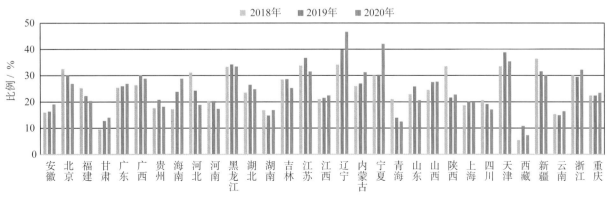

图 2-2-1-5　2018—2020 年 HQMS 数据库癫痫患者医疗费用支付方式中城镇职工基本医疗保险比例

2018—2020年HQMS数据库中各省级行政区癫痫患者医疗费用支付方式中城乡居民基本医疗保险比例变化趋势见图2-2-1-6。

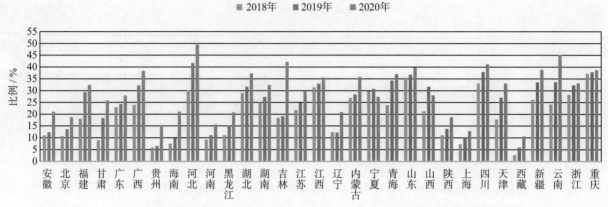

图2-2-1-6　2018—2020年HQMS数据库癫痫患者医疗费用支付方式中城乡居民基本医疗保险比例

2018—2020年HQMS数据库中各省级行政区癫痫患者医疗费用支付方式中新型农村合作医疗保险比例变化趋势见图2-2-1-7。

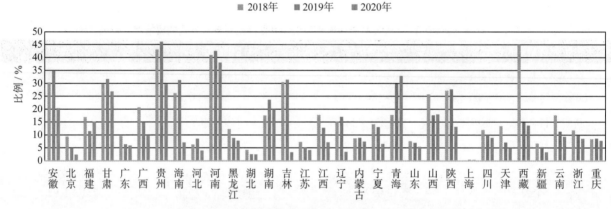

图2-2-1-7　2018—2020年HQMS数据库癫痫患者医疗费用支付方式中新型农村合作医疗保险比例

2018—2020年HQMS数据库中各省级行政区癫痫患者医疗费用支付方式中基本医疗保险比例变化趋势见图2-2-1-8。

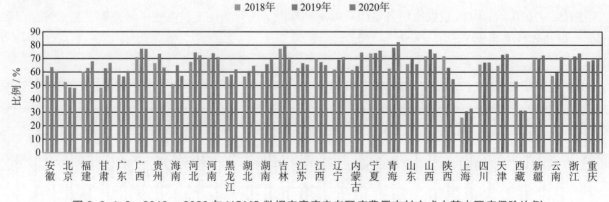

图2-2-1-8　2018—2020年HQMS数据库癫痫患者医疗费用支付方式中基本医疗保险比例

三、出院患者共患疾病情况

2018—2020年HQMS数据库中癫痫出院患者共患疾病分析显示，癫痫共患疾病包括精神行为共患病如焦虑抑郁、注意力缺陷/多动症等；神经系统共患病如脑梗死、颅内损伤等；躯体共患病如高血压等。除癫痫发作外，约一半成年癫痫患者至少存在一种共患疾病。共患疾病严重降低患者的生活质量，其管理也是癫痫医疗服务的重点和难点。加强医务人员对癫痫共患疾病的认知并及时防治，提供以患者为中心的综合性医疗服务，是提高癫痫及癫痫持续状态医疗服务质量的关键。

2018—2020 年 HQMS 数据库中癫痫出院患者常见的前 10 位共患疾病情况见表 2-2-1-5。2020 年原发性高血压、脑梗死是癫痫患者中排名第一、第二的合并诊断，28.69% 的癫痫患者出院时合并原发性高血压，且 2018—2020 年合并原发性高血压诊断的癫痫出院患者人次逐年升高。

表 2-2-1-5　2018—2020 年 HQMS 数据库癫痫出院患者出院共患疾病诊断情况

2018 年		2019 年		2020 年	
合并诊断及 ICD-10 编码	出院患者 / 人次（％）	合并诊断及 ICD-10 编码	出院患者 / 人次（％）	合并诊断及 ICD-10 编码	出院患者 / 人次（％）
原发性高血压 I10	146 910（26.91）	原发性高血压 I10	183 345（27.66）	原发性高血压 I10	118 402（28.69）
脑梗死 I63	88 351（16.18）	液体 – 电解质及酸碱平衡紊乱 E87	108 072（16.31）	脑梗死 I63	79 663（19.30）
液体 – 电解质及酸碱平衡紊乱 E87	79 958（14.65）	脑梗死 I63	107 015（16.15）	液体 – 电解质及酸碱平衡紊乱 E87	69 485（16.84）
脑血管病后遗症 I69	77 251（14.15）	脑血管病后遗症 I69	102 087（15.4）	脑血管病后遗症 I69	67 943（16.46）
呼吸相关疾病 J98	62 244（11.4）	2 型糖尿病 E11	77 486（11.69）	呼吸相关疾病 J98	47 816（11.59）
2 型糖尿病 E11	59 157（10.84）	呼吸相关疾病 J98	76 648（11.56）	2 型糖尿病 E11	42 414（10.28）
慢性缺血性心脏病 I25	52 977（9.7）	慢性缺血性心脏病 I25	66 893（10.09）	颅内损伤 S06	35 974（8.72）
心力衰竭 I50	41 676（7.63）	心力衰竭 I50	53 868（8.13）	慢性缺血性心脏病 I25	32 658（7.91）
肺炎 J18	40 237（7.37）	肺炎 J18	52 759（7.96）	脑的其他疾患 G93	30 342（7.35）
贫血 D64	34 425（6.31）	贫血 D64	47 850（7.22）	肺炎 J18	2847（6.89）

进一步统计了重点关注的 11 种癫痫共患疾病或特殊状态，包括高血压（I10）、脑梗死（I63）、糖尿病（E10 和 E11）、血脂异常（E78.0 ~ E78.5）、恶性肿瘤（C00 ~ C97）、精神发育迟滞（F70 ~ F79）、帕金森病（G20）、焦虑症（F41）、骨质疏松（M80 ~ M81）、AD（G30）、注意力缺陷 / 多动症（F90），具体数据见表 2-2-1-6。合并原发性高血压、血脂异常为代表的代谢异常综合征患者人次呈逐年升高趋势；2020 年癫痫出院患者最常诊断的神经精神相关共患病为精神发育迟滞，约占全部出院患者的 1.94%，合并焦虑症者占全部出院患者的 0.97%。

表 2-2-1-6　2018—2020 年 HQMS 数据库癫痫出院患者重点关注共患疾病诊断情况 [单位：例（％）]

重点关注共患疾病	2018 年	2019 年	2020 年
高血压	145 459（26.64）	182 226（27.49）	117 925（28.58）
脑梗死	85 219（15.61）	103 056（15.55）	76 290（18.49）
糖尿病	50 587（9.27）	65 927（9.95）	38 878（9.42）
血脂异常	29 861（5.47）	38 038（5.74）	26 196（6.35）
恶性肿瘤	34 158（6.26）	47 334（7.14）	14 110（3.42）

续表

重点关注共患疾病	2018 年	2019 年	2020 年
精神发育迟滞	10 228（1.87）	13 076（1.97）	8001（1.94）
帕金森病	6141（1.12）	7410（1.12）	4242（1.03）
焦虑症	3996（0.73）	5635（0.85）	4014（0.97）
骨质疏松	6834（1.25）	9278（1.40）	3782（0.92）
AD	3572（0.65）	4761（0.72）	3592（0.87）
注意力缺陷 / 多动症	160（0.03）	343（0.05）	355（0.09）

四、住院死亡患者分析

2020 年 HQMS 数据库中癫痫在院死亡患者共 4946 例（图 2-2-1-9），较 2018 年、2019 年的死亡人数降低，死亡患者以男性为主（63.8%）。

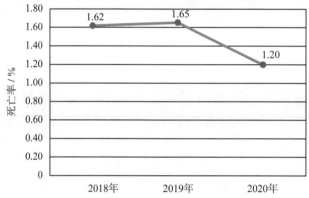

图 2-2-1-9　2018—2020 年 HQMS 数据库癫痫出院患者在院死亡率

2020 年 HQMS 数据库中癫痫出院患者在院病死率最低的 3 个省级行政区为湖南省、福建省和江苏省（图 2-2-1-10）；在院死亡人数最多的为 ≥ 85 岁年龄区间（图 2-2-1-11）；在院死亡率最高的为 ≥ 85 岁年龄区间，65 岁后，患者在院死亡率随年龄增长显著升高（图 2-2-1-12）。

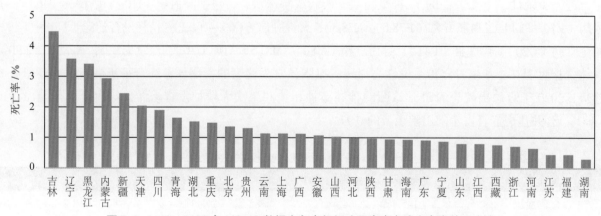

图 2-2-1-10　2020 年 HQMS 数据库各省级行政区癫痫出院患者在院死亡率

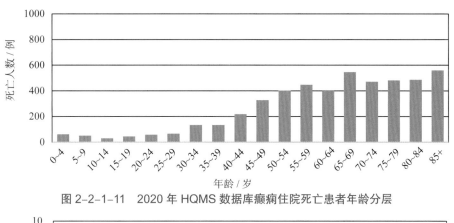

图 2-2-1-11 2020 年 HQMS 数据库癫痫住院死亡患者年龄分层

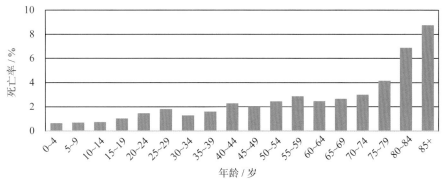

图 2-2-1-12 2020 年 HQMS 数据库癫痫在院死亡率年龄分层

五、施行外科手术治疗的癫痫住院患者数据分析

（一）基线信息与结构评价

2020 年 HQMS 数据库各省级行政区出院癫痫患者行癫痫相关手术人次情况见图 2-2-1-13。2020 年 HQMS 数据库中共计 5451 人次癫痫患者进行了癫痫相关手术，手术人次排名前 3 位的省级行政区是北京市、四川省和河南省。

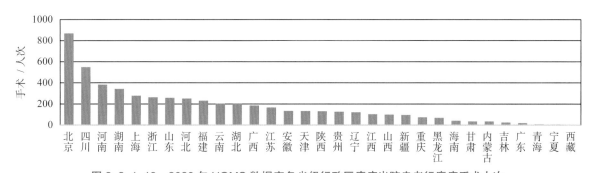

图 2-2-1-13 2020 年 HQMS 数据库各省级行政区癫痫出院患者行癫痫手术人次

2018—2020 年 HQMS 数据库癫痫患者行癫痫相关手术出院人次变化趋势见图 2-2-1-14。2018—2020 年全国上报癫痫患者行癫痫相关手术出院人次由 4006 人次增长至 5451 人次，增长率为 36.07%，增长率最高的 3 个省级行政区为上海市、陕西省、天津市，其中青海省、西藏自治区 2018 年未上报癫痫手术患者的数据。

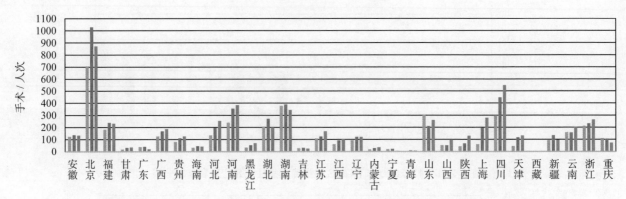

图 2-2-1-14 2018—2020 年 HQMS 数据库各省级行政区癫痫手术患者出院人次

2020 年癫痫患者行癫痫相关手术出院年龄分布情况见图 2-2-1-15，以 45 ～ 49 岁患者最多，共有 528 人次出院，占比 9.69%。

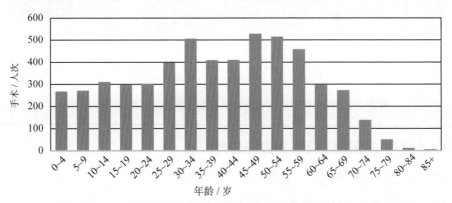

图 2-2-1-15 2020 年 HQMS 数据库癫痫患者行癫痫手术年龄分布

2018—2020 年 HQMS 数据库癫痫患者行癫痫相关手术不同术式变化情况见表 2-2-1-7。2020 年最常见的术式是额叶病损切除术，其次是颞叶病损切除术和大脑病损切除术。2018—2020 年手术次数增长率最高的前 3 位术式是岛叶病损切除术、选择性杏仁核海马切除术和脑深部电极置入术，增长幅度分别为 295.24%、173.91% 和 106.96%。

表 2-2-1-7 2018—2020 年 HQMS 数据库癫痫手术患者不同术式情况（单位：人次）

术式	2018 年	2019 年	2020 年	合计
额叶病损切除术	1271	1897	2142	5310
颞叶病损切除术	751	1146	1318	3215
大脑病损切除术	1278	1243	1015	3536
顶叶病损切除术	331	534	575	1440
脑深部电极置入术	158	301	327	786
枕叶病损切除术	101	187	192	480
岛叶病损切除术	42	112	166	320
胼胝体切开术	86	83	133	302
选择性杏仁核海马切除术	46	104	126	276
大脑半球切除术	53	72	45	170

（二）卫生经济学评价

2018—2020 年 HQMS 数据库中癫痫患者行癫痫相关手术次均住院费用及平均住院日变化趋势见表 2-2-1-8。

表 2-2-1-8 2018—2020 年 HQMS 数据库癫痫手术患者卫生经济学指标

指标	2018 年	2019 年	2020 年
出院患者 / 人次	4006	5196	5451
住院费用 / 千元	68.68（51.09 ~ 97.49）	73.22（55.58 ~ 100.65）	75.53（58.17 ~ 100.47）
自付费用 / 千元	19.14（0 ~ 55.72）	24.94（0 ~ 53.97）	28.19（0 ~ 54.03）
手术治疗费 / 千元	8.94（6.36 ~ 13.77）	10.20（7.08 ~ 15.00）	10.61（7.59 ~ 14.87）
平均住院日 / d	21.0（16.0 ~ 29.0）	22.0（16.0 ~ 29.0）	21.0（15.0 ~ 28.0）

六、住院患者医疗质量控制指标建设与数据分析

2017 年 6 月起，在国家卫生健康委员会医政医管局的指导下，由国家神经系统疾病医疗质量控制中心牵头启动了癫痫医疗质量控制指标体系建设，此体系覆盖全国 31 个省级行政区的 129 家哨点医疗单位。2020 年，通过组织癫痫亚专科内、外科专家及神经重症质控专家对既往癫痫医疗质量控制指标进行补充和修订，确定了 10 项癫痫内、外科质控指标及惊厥性癫痫持续状态质控指标。上述指标被纳入《神经系统疾病医疗质量控制指标（2020 年版）》，于 2020 年 1 月由国家卫生健康委员会办公厅印发全国各级卫生健康行政部门相关专业质控中心和医疗机构，以期在全国层面进一步推进多学科、全方位的优质癫痫专科医疗服务，现已被纳入国家《三级医院评审标准》。

目前癫痫质量控制指标体系已囊括神经内科、神经外科、神经重症及神经病理 4 大专业，纳入了上述 129 家哨点医院的门诊及住院癫痫患者的信息。这项工作填补了我国癫痫医疗质量信息的空白，提供了医疗服务过程中的可靠数据，为进一步提高癫痫的规范诊疗做出了有力推进。

在 2021 年，癫痫医疗质量控制体系建设仍然稳步发展，截至 2020 年 12 月 31 日，癫痫专病数据库年度共计上报来自 28 个省级行政区的癫痫住院患者病例 5130 例，本节基于这些病例报告数据分析《神经系统疾病医疗质量控制指标（2020 年版）》中的癫痫相关质控指标的完成情况。

对比 2020 年的数据，2021 年癫痫发作频率记录率及癫痫相关病因辅助检查完成率等保持稳定，而抗癫痫药物严重不良事件发生率下降，育龄期女性癫痫患者妊娠宣教执行率上升。外科指标方面，癫痫患者术后病理明确率不够理想，在院死亡率、并发症发生率保持稳定，外科术后出院继续抗癫痫药物治疗率较 2020 年明显升高。质控指标的分析结果指出了目前我国癫痫医疗服务的短板，这也将是未来宣教和指南制定的重点方向。

（一）全国癫痫质量控制指标体系结构

本部分数据来源于全国 31 个省级行政区的 129 家三级医疗单位，截至 2021 年 12 月 31 日，专病平台已累计上报癫痫病例 21 578 例，2021 年共上报癫痫住院患者 5130 例，具体各省级行政区上报病例分布情况见表 2-2-1-9。

表 2-2-1-9 全国癫痫质量控制指标体系建设医院和上报病例分布情况

省级行政区	2021年上报医院/家	2021年上报病例/例	累计上报医院/家	累计上报病例/例
安徽	1	71	3	255
北京	1	377	3	1149
福建	0	0	1	2
甘肃	3	347	3	1144
广东	1	38	2	501
广西	2	211	3	689
贵州	3	202	5	946
海南	1	106	1	694
河北	1	18	3	276
河南	4	777	6	1707
黑龙江	2	273	2	682
湖北	0	0	2	22
湖南	1	132	2	331
吉林	1	2	2	124
江苏	2	34	2	336
江西	1	137	3	433
辽宁	1	239	3	490
内蒙古	1	31	2	192
宁夏	1	61	1	271
青海	2	155	3	796
山东	1	22	3	219
山西	2	103	2	257
陕西	2	132	8	773
上海	1	100	2	208
四川	8	1034	11	5305
天津	1	1	3	59
西藏	1	116	1	451
新疆	1	6	3	241
云南	6	216	10	2040
浙江	3	189	2	675
重庆	0	0	4	310
总计	55	5130	102	21 578

（二）全国癫痫质量控制指标体系上报患者人口学及卫生经济学特征

2021年癫痫质量控制体系上报的5130例住院患者的平均年龄为33.8岁，中位年龄29.0（17.0～49.0）岁。男性患者比例稍高（57.86%），89.73%的患者为汉族。2021年癫痫质量控制指标体系上报住院病例人口学特征见表2-2-1-10。

表 2-2-1-10 2021 年全国癫痫质量控制指标体系癫痫住院患者人口学特征

指标		上报病例 / 例	构成比 / %
性别	男	2968	57.86
	女	2162	42.14
民族	汉族	4603	89.73
	少数民族	527	10.27
婚姻状态	未婚	2430	47.37
	已婚	2417	47.12
	离异	72	1.40
	丧偶	49	0.96
	其他	162	3.16
教育程度	大学本、专科或以上	831	16.20
	高中（包括中专）	937	18.27
	初中	929	18.11
	小学	722	14.07
	文盲	174	3.39
	不详	1537	29.96
职业	国家公务员	77	1.50
	专业技术人员	132	2.57
	职员	334	6.51
	企业管理人员	30	0.58
	工人	175	3.41
	农民	698	13.61
	学生	1286	25.07
	现役军人	18	0.35
	自由职业者	174	3.39
	个体经营者	70	1.36
	无业人员	409	7.97
	退（离）休人员	332	6.47
	其他	1395	27.19
家庭人均月收入	500 元以下	48	0.94
	500 ~ 1000 元	260	5.07
	1001 ~ 3000 元	874	17.04
	3001 ~ 5000 元	1191	23.22
	5001 ~ 10 000 元	579	11.29
	10 000 元以上	92	1.79
	不详	2086	40.66

2021 年，癫痫住院患者卫生经济学及结局指标见表 2-2-1-11，上报病例中位住院日为 5 d，平均住院费用为 13 990.00 元，出院方式以医嘱离院为主。

表2-2-1-11　2021年全国癫痫质量控制指标体系癫痫住院患者医疗质量结局指标

指标		数值
住院年龄 / 岁	均数	33.8
	$M(P_{25} \sim P_{75})$	29（17 ~ 49）
住院日 / d	均数	6.7
	$M(P_{25} \sim P_{75})$	5（1 ~ 9）
住院费用 / 元	均数	13 990.00
	$M(P_{25} \sim P_{75})$	5666（2000 ~ 10 676）
出院方式 / 例（%）	医嘱离院	4807（93.70）
	医嘱转院	12（0.23）
	非医嘱离院	261（5.09）
	死亡	3（0.06）
	其他	47（0.92）

（三）神经内科癫痫医疗质量控制指标分析

根据《神经系统疾病医疗质量控制指标（2020年版）》对全国参加质控调查医院的癫痫医疗质量控制指标进行数据采集及分析，包括以下6项：①癫痫发作频率记录率；②抗癫痫药物规律服用率；③抗癫痫药物严重不良事件发生率；④癫痫患者病因学检查完成率；⑤癫痫患者精神行为共患病筛查率；⑥育龄期女性癫痫患者妊娠宣教执行率。2021年，全国神经内科癫痫质控的6项绩效指标执行情况见表2-2-1-12。

表2-2-1-12　2021年神经内科癫痫医疗质量服务过程绩效指标执行情况 [单位：%（n/N）]

指标	数值
癫痫发作频率记录率	97.00（4976 / 5130）
抗癫痫药物规律服用率	73.74（2960 / 4014）
抗癫痫药物严重不良事件率	4.16（247 / 5934）
癫痫患者病因学检查完成率	79.47（4077 / 5130）
癫痫患者精神行为共患病筛查率	41.42（2125 / 5130）
育龄期女性癫痫患者妊娠宣教执行率	14.21（178 / 1253）

注：n 表示适合癫痫医疗服务关键绩效指标并给予执行的患者数量；N 表示适用癫痫医疗服务关键绩效指标的患者数量。

在内科相关癫痫医疗服务质量指标中，与2020年数据对比，2021年在对育龄期女性癫痫患者提供妊娠宣教方面的短板有了改善，而在癫痫发作频率记录率、病因筛查率及药物服用率等指标上维持了较高的完成率（图2-2-1-16）。

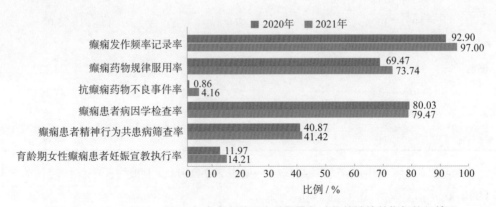

图2-2-1-16　2020—2021年癫痫内科医疗质量服务过程关键绩效指标执行情况

下面对每一项关键绩效指标进行必要的说明。

1. 癫痫发作频率记录率

2021 年多数上报病例对癫痫发作类型及其对应频率做了详细记录，执行率为 97.00%，与 2020 年相比，医疗服务质量水平保持平稳。数据显示仍有 3.00% 的患者癫痫发作类型及其发作频率未能得到记录。

2. 抗癫痫药物规律服用率

在明确诊断 3 个月以上患者中，近 3 个月规律服用 1 种以上抗癫痫药物的患者占 73.74%，较 2020 年持续进步。常用抗癫痫药物的曾用药人次与近个 3 月规律服药人次之比，即药物保留率均＜75%，癫痫住院患者药物保留率最高的抗癫痫药物分别是奥卡西平、左乙拉西坦和拉莫三嗪（图 2-2-1-17）。

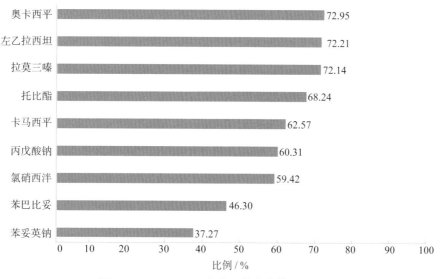

图 2-2-1-17　2021 年常用抗癫痫药物保留率

3. 抗癫痫药物严重不良事件率

2021 年各类抗癫痫药物所致严重不良事件（使用抗癫痫药物后导致患者需前往门诊就诊，并需减药、停药或对症处理；或导致患者需要住院治疗；或住院时间延长；或导致胎儿先天性畸形或出生缺陷）的发生率为 4.16%。

4. 癫痫患者病因学检查完成率

2021 年上报的患者中，完成头颅 MRI 或 CT 在内至少一项癫痫病因相关神经影像学检查的患者比例为 87.84%，仍有改进空间（图 2-2-1-18）；完成长程 EEG 检查或普通 EEG 检查至少一次的患者比例为 93.18%（图 2-2-1-19）；完成神经影像学及 EEG 检查，即完成病因学检查的患者比例为 79.47%（图 2-2-1-20）。

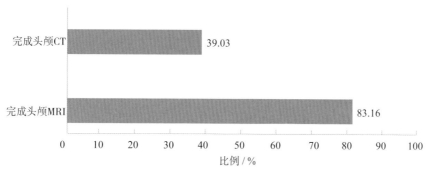

图 2-2-1-18　2021 年癫痫患者神经影像学检查完成率

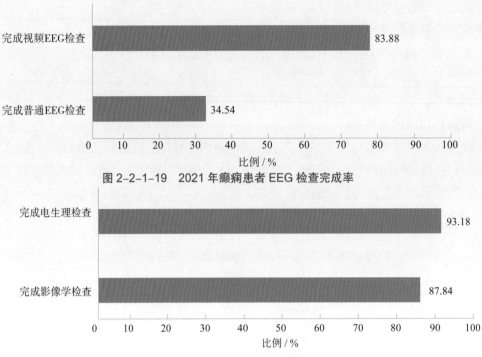

图 2-2-1-19　2021 年癫痫患者 EEG 检查完成率

图 2-2-1-20　2021 年癫痫患者病因学检查完成率

5. 癫痫患者精神行为共患病筛查率

精神和行为障碍是所有癫痫患者及其家庭的一个重要担忧和负担，其带来的社会负担和负面影响可能远大于发作本身的负担。精神行为共患病的筛查应主要包括：①是否有情绪、心理方面的主诉或症状；②是否曾因情绪、心理问题于心理、精神科就诊或住院治疗；③是否服用相关药物。调查显示，约40% 的患者就诊中曾得到过医务工作者对其心理精神情况或疾病状态的筛查或问诊（图 2-2-1-21），尽管较既往数据有所提升，但仍反映了我国医务工作者对癫痫相关共患疾病的重视程度有待提升。

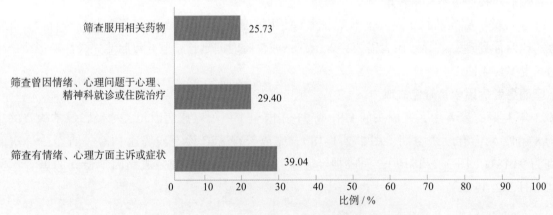

图 2-2-1-21　2021 年精神行为共患病筛查项目比例

6. 育龄期女性癫痫患者妊娠宣教执行率

2021 年育龄期女性癫痫患者妊娠宣教执行率为 14.21%，较 2020 年有所提升，但仍需进一步加强医务工作者对育龄期癫痫女性患者妊娠教育必要性的认识，进一步改进女性癫痫住院患者的医疗服务质量。

（四）癫痫外科患者医疗质量控制指标分析

经规范药物治疗，仍有超过 20% 的患者不能完全控制痫性发作。国际上将规范应用 2 种抗癫痫药物（单药或联合用药）仍未能达到持续无发作的癫痫定义为药物难治性癫痫。这类患者对一线抗癫痫药耐药，传统治疗方法疗效不佳，应尽早开展多学科治疗评估，明确药物治疗以外的治疗选项，对符合手术适应证的患者，及早进行癫痫手术治疗。

分析全国癫痫质量控制平台 2021 年上报的 372 例癫痫外科住院患者的医疗指标数据，包括：①癫痫患者择期手术在院死亡率；②癫痫患者术后并发症发生率；③癫痫患者术后病理明确率；④出院继续抗癫痫药物治疗率。具体数据见表 2-2-1-13。

表 2-2-1-13　2021 年全国癫痫质量控制指标体系癫痫外科医疗质量服务过程绩效指标执行情况 [单位：% (n/N)]

指标	数值
癫痫患者择期手术在院死亡率	0（0 / 372）
癫痫患者术后并发症发生率	6.18（23 / 372）
癫痫患者术后病理明确率	36.83（137 / 372）
出院继续抗癫痫药物治疗率	79.30（295 / 372）

注：n 表示适合癫痫医疗服务关键绩效指标并给予执行的患者数量；N 表示适用癫痫医疗服务关键绩效指标的患者数量。

下面分别对每一项关键绩效指标进行说明。

1. 癫痫患者择期手术在院死亡率

死亡率是反映医疗机构癫痫外科医疗治疗质量的重点指标，体现了医疗机构癫痫外科诊疗的综合质量。2021 年行癫痫手术治疗的患者中无死亡病例，癫痫患者择期手术在院死亡率为 0。

2. 癫痫患者术后并发症发生率

癫痫手术术后可能的并发症包括：脑脊液漏、脑积水、颅内 / 颅外感染（浅表或深部）、颅内或硬膜外脓肿、缺血性脑血管病、颅内血肿、静脉窦血栓形成、深静脉血栓形成、肺栓塞、肺部感染、代谢紊乱、语言障碍、记忆障碍、偏瘫、精神障碍、视野缺损等。控制术后并发症的发生有利于患者的早期恢复和长期预后。2021 年癫痫患者术后并发症发生率为 6.18%，较 2020 年下降（图 2-2-1-22）。

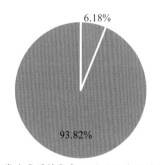

6.18%

93.82%

■发生术后并发症　■未发生术后并发症

图 2-2-1-22　2021 年癫痫患者术后并发症发生率

3. 癫痫患者术后病理明确率

癫痫术后病理明确指规范确切的临床病理诊断，包括明确癫痫患者切除病灶的病理诊断为：皮质发育畸形、局灶性皮质发育不良、结节性硬化、海马硬化、灰质异位、肿瘤、软化灶、胶质瘢痕、炎症、血管畸形、感染性病变、非特异性改变等。明确病理是后续治疗和预后的基石，有助于对患者的长期治疗、随访及教育。2021 年癫痫患者术后病理明确率为 36.83%，仍待进一步提高（图 2-2-1-23）。

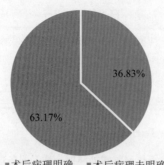

图 2-2-1-23　2021 年癫痫患者术后病理明确率

4. 出院继续抗癫痫药物治疗率

癫痫手术治疗后，患者仍应在专科医师指导下继续抗癫痫药物治疗至少 2 年。2021 年癫痫术后继续抗癫痫药物治疗率为 79.30%（图 2-2-1-24）。

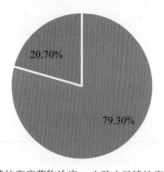

图 2-2-1-24　2021 年癫痫患者术后出院继续抗癫痫药物治疗率

（五）国家医疗质量管理与控制信息网数据库癫痫医疗质量数据分析

2021 年 NCIS 对癫痫与惊厥性癫痫持续状态医疗质量指标执行情况进行全国抽样调查，全国 31 个省级行政区共 3072 家医疗结构上报癫痫病例 262 630 例，其中三级医院 1392 家，包括三级甲等医院 810 家；二级医院 1657 家，包括二级甲等医院 1361 家。癫痫医疗质量指标执行情况见表 2-2-1-14。

表 2-2-1-14　2021 年 NCIS 数据库癫痫住院患者医疗质量指标 [单位：% (n/N)]

癫痫医疗质量指标	数值
癫痫发作频率记录率	56.83（149 253 / 262 630）
抗癫痫药物规律服用率	64.80（53 315 / 82 278）
抗癫痫药物严重不良事件率	1.67（3708 / 222 641）
癫痫患者神经影像学检查完成率	88.77（233 141 / 262 630）
癫痫患者 EEG 检查完成率	77.23（202 833 / 262 630）
癫痫患者精神行为共患病筛查率	35.25（92 574 / 262 630）
育龄期女性癫痫患者妊娠宣教执行率	44.25（17 365 / 39 244）
癫痫患者术后病理明确率	60.56（3261 / 5385）
癫痫患者术后并发症发生率	4.87（262 / 5385）
癫痫患者择期手术在院死亡率	0.76（41 / 5385）
出院继续抗癫痫药物治疗率	67.49（3172 / 4700）

注：n 表示适合癫痫医疗服务关键绩效指标并给予执行的患者数量；N 表示适用癫痫医疗服务关键绩效指标的患者数量。

第二节　癫痫持续状态医疗质量数据分析

惊厥性癫痫持续状态是神经科危急重症，年发病率为（10 ～ 20）/10 万。癫痫持续状态的传统定义为持续癫痫发作超过 30 min，或癫痫反复发作 2 次以上且发作间歇期意识未恢复正常。2015 年，国际抗癫痫联盟对这一定义更新后，目前公认的癫痫持续状态诊断应考虑 2 个时间节点：T1，即可能导致持续发作的时间点，超过 T1 就应该诊断为癫痫持续状态；T2，即可能导致长期后果，包括神经元死亡、神经元损伤、神经网络改变的时间点。针对惊厥性癫痫持续状态，T1 为 5 min，T2 为 30 min。

本节将基于 2020 年度 HQMS 数据库调研全国 31 个省级行政区的 1564 家医疗机构病案首页主要诊断代码及其他诊断代码包含癫痫持续状态疾病诊断（G41）住院患者的病案首页信息，数据分析均基于出院人次数，对重复入院患者，分析纳入了其各次入院的病案首页信息。

本节还包括基于国家卫生健康委员会医政医管局指导下，国家神经系统疾病医疗质量控制中心牵头建立的癫痫持续状态质量控制指标体系上报平台的 2021 年度数据，统计《神经系统疾病医疗质量控制指标（2020 年版）》惊厥性癫痫持续状态相关指标的完成情况及 NCIS 数据库主动上报的相关指标的完成情况。

一、出院患者基线信息与结构评价

2020 年 HQMS 数据库中癫痫持续状态出院患者 37 338 人次，出院人次数量排名前 3 位的省级行政区依次为四川省、河南省和广东省（图 2-2-2-1）。

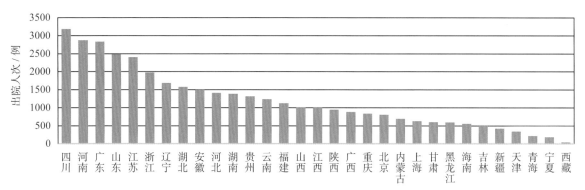

图 2-2-2-1　2020 年 HQMS 数据库各省级行政区癫痫持续状态患者出院人次

2018—2020 年，癫痫持续状态患者人次及性别特征变化见表 2-2-2-1，患者性别构成比未见明显变化，以男性患者为主。

表 2-2-2-1　2020 年 HQMS 数据库癫痫持续状态出院患者的人次及性别特征

指标	2018 年	2019 年	2020 年
出院患者 / 人次	34 925	41 769	37 338
男性 / 例（%）	21 514（61.60）	25 573（61.22）	23 300（62.40）

2020 年 HQMS 数据库癫痫持续状态患者出院年龄分布情况见图 2-2-2-2，以 0 ～ 4 岁患者最多，共有 5367 人次出院，占比 14.37%。

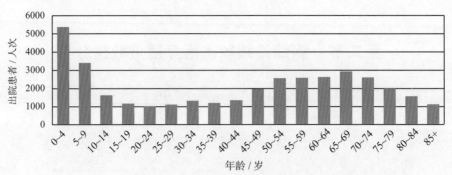

图 2-2-2-2　2020 年 HQMS 数据库癫痫持续状态出院患者年龄构成

二、出院患者卫生经济学情况

2018—2020 年 HQMS 数据库癫痫持续状态患者次均住院费用及平均住院日变化趋势见表 2-2-2-2。

表 2-2-2-2　2018—2020 年 HQMS 数据库癫痫持续状态患者卫生经济学指标

指标	2018 年	2019 年	2020 年
出院患者 / 人次	34 925	41 769	37 338
次均住院费用 / 千元	20.98 ± 40.65	22.77 ± 49.04	22.48 ± 46.52
平均自付费用 / 千元	6.71 ± 21.33	7.21 ± 23.53	7.68 ± 24.66
平均住院日 / d	10.7 ± 12.6	11.1 ± 19.3	11.0 ± 17.4

2020 年 HQMS 数据库癫痫持续状态出院患者次均住院费用较 2018 年和 2019 年无明显变化，2020 年次均住院费用为 22 476.2 元，次均住院费用较低的省级行政区为西藏自治区、甘肃省、山东省等。2018—2020 年住院费用下降前 3 位的省级行政区为西藏自治区、广西壮族自治区和北京市，分别下降 62.81%、26.45% 和 16.47%。

2018—2020 年 HQMS 数据库各省级行政区癫痫持续状态出院患者次均住院费用变化情况见图 2-2-2-3。

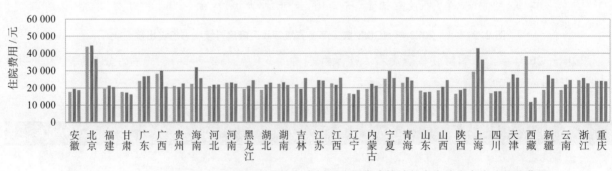

图 2-2-2-3　2018—2020 年 HQMS 数据库各省级行政区癫痫持续状态出院患者次均住院费用

2018—2020 年 HQMS 数据库癫痫持续状态出院患者平均住院日无显著变化，2020 年平均为 11.0 d；平均住院日较低的省级行政区为西藏自治区、山东省、黑龙江省等。2018—2020 年平均住院日下降前 3 位的省级行政区为西藏自治区、北京市和贵州省，分别下降了 37.40%、30.25% 和 9.76%。2018—2020 年 HQMS 数据库各省级行政区癫痫持续状态出院患者平均住院日情况见图 2-2-2-4。

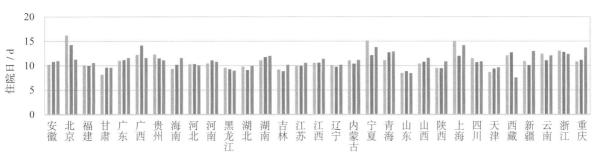

图 2-2-2-4 2018—2020 年 HQMS 数据库各省级行政区癫痫持续状态出院患者平均住院日

2020 年 HQMS 数据库癫痫持续状态出院患者医疗费用支付方式构成见表 2-2-2-3，支付方式以国家基本医疗保险（城镇职工基本医疗保险、城乡居民基本医疗保险、新型农村合作医疗保险）为主。2018—2020 年以国家基本医疗保险支付住院费用的患者比例分别为 67.8%、70.8% 和 73.6%，覆盖率呈逐年上升趋势。

表 2-2-2-3 2018—2020 年 HQMS 数据库癫痫持续状态出院患者医疗费用支付方式构成情况 [单位：例（%）]

医疗费用支付方式	2018 年	2019 年	2020 年
城镇职工基本医疗保险	7682（22.0）	8879（21.2）	8539（22.9）
城乡居民基本医疗保险	9312（26.7）	13 231（31.7）	13 861（37.1）
新型农村合作医疗保险	6665（19.1）	7448（17.8）	5093（13.6）
贫困救助	404（1.1）	566（1.4）	566（1.5）
商业医疗保险	201（0.6）	171（0.4）	142（0.4）
全公费	632（1.8）	447（1.1）	296（0.8）
全自费	6452（18.5）	6968（16.7）	5622（15.1）
其他社会保险	584（1.7）	837（2.0）	588（1.6）
其他	2993（8.5）	3222（7.7）	2631（7.0）

2018—2020 年 HQMS 数据库中各省级行政区癫痫持续状态患者医疗费用支付方式中城镇职工基本医疗保险比例变化趋势见图 2-2-2-5。

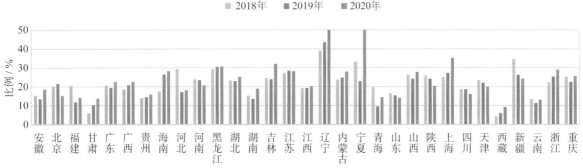

图 2-2-2-5 2018—2020 年 HQMS 数据库癫痫持续状态患者医疗费用支付方式中
城镇职工基本医疗保险比例

2018—2020年HQMS数据库中各省级行政区癫痫持续状态患者医疗费用支付方式中城乡居民基本医疗保险比例变化趋势见图2-2-2-6。

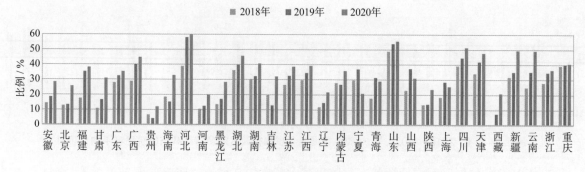

图 2-2-2-6 2018—2020 年 HQMS 数据库癫痫持续状态患者医疗费用支付方式中
城乡居民基本医疗保险比例

2018—2020年HQMS数据库中各省级行政区癫痫持续状态患者医疗费用支付方式中新型农村合作医疗保险比例变化趋势见图2-2-2-7。

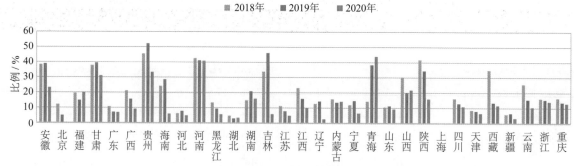

图 2-2-2-7 2018—2020 年 HQMS 数据库癫痫持续状态患者医疗费用支付方式中
新型农村合作医疗保险比例

2018—2020年HQMS数据库中各省级行政区癫痫持续状态患者医疗费用支付方式中基本医疗保险比例变化趋势见图2-2-2-8。

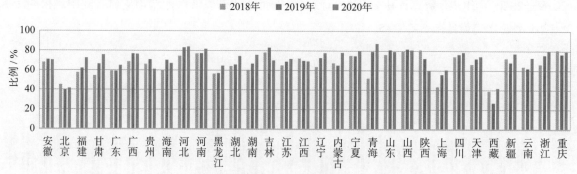

图 2-2-2-8 2018—2020 年 HQMS 数据库癫痫持续状态患者医疗费用支付方式中
基本医疗保险比例

三、出院患者共患疾病情况

2018—2020年HQMS数据库中癫痫持续状态出院患者常见的前10位共患疾病诊断见表2-2-2-4，其诊断频率排序变化不大，癫痫是最常见的出院合并诊断，呈逐年升高趋势，这提示患者不规律服药可能是我国癫痫持续状态患者入院的主要原因之一，针对癫痫患者或其照料者进行规律服药相关的宣教可降低这类可控制病因所致癫痫持续状态的风险。

表 2-2-2-4 2018—2020 年 HQMS 数据库癫痫持续状态出院患者出院共患疾病诊断情况

2018 年		2019 年		2020 年	
合并诊断及 ICD-10 编码	出院患者/人次（%）	合并诊断及 ICD-10 编码	出院患者/人次（%）	合并诊断及 ICD-10 编码	出院患者/人次（%）
癫痫 G40	9926（28.42）	液体 – 电解质及酸碱平衡紊乱 E87	13 406（32.10）	癫痫 G40	13 054（34.96）
液体 – 电解质及酸碱平衡紊乱 E87	9773（27.98）	癫痫 G40	12 384（29.65）	液体 – 电解质及酸碱平衡紊乱 E87	12 796（34.27）
原发性高血压 I10	8679（24.85）	原发性高血压 I10	10 762（25.77）	原发性高血压 I10	10 257（27.47）
呼吸相关疾病 J98	7343（21.03）	呼吸相关疾病 J98	8495（20.34）	呼吸相关疾病 J98	8030（21.51）
脑梗死 I63	6582（18.85）	脑梗死 I63	8116（19.43）	脑梗死 I63	7765（20.80）
脑血管病后遗症 I69	4938（14.14）	脑血管病后遗症 I69	6374（15.26）	脑血管病后遗症 I69	6411（17.17）
肺炎 J18	4057（11.62）	肺炎 J18	5670（13.57）	肺炎 J18	4944（13.24）
2 型糖尿病 E11	3605（10.32）	2 型糖尿病 E11	4559（10.91）	2 型糖尿病 E11	4197（11.24）
糖蛋白代谢紊乱 E77	2919（8.36）	糖蛋白代谢紊乱 E77	4058（9.72）	糖蛋白代谢紊乱 E77	3880（10.39）
颅内疾病 G93	2798（8.01）	呼吸衰竭 J96	3726（8.92）	颅内疾病 G93	3695（9.90）

　　进一步统计了重点关注的 13 种癫痫持续状态共患疾病，包括癫痫（G40）、高血压（I10）、脑梗死（I63）、糖尿病（E10 和 E11）、呼吸衰竭（J96）、血脂异常（E78.0 ~ E78.5）、上呼吸道感染（J06）、脑炎及脑脊髓炎（G04）、恶性肿瘤（C00 ~ C97）、慢性肾衰竭（N18）、帕金森病（G20）、急性肾衰竭（N17.90）、焦虑症（F41），具体数据见表 2-2-2-5。

表 2-2-2-5 2018—2020 年 HQMS 数据库癫痫持续状态出院患者出院重点关注共患疾病 [单位：例（%）]

重点关注共患疾病	2018 年	2019 年	2020 年
癫痫	9338（26.74）	11 552（27.66）	12 003（32.15）
高血压	8610（24.65）	10 686（25.58）	10 217（27.36）
脑梗死	6311（18.07）	7798（18.67）	7439（19.92）
糖尿病	3217（9.21）	4024（9.63）	3822（10.24）
呼吸衰竭	2624（7.51）	3709（8.88）	2974（7.97）
血脂异常	3217（9.21）	2450（5.87）	2426（6.50）
上呼吸道感染	2301（6.59）	2751（6.59）	2044（5.47）
脑炎及脑脊髓炎	1157（3.31）	1582（3.79）	1495（4.00）
恶性肿瘤	1021（2.92）	1375（3.29）	943（2.53）
慢性肾衰竭	663（1.90）	879（2.10）	463（1.24）
帕金森病	254（0.73）	301（0.72）	290（0.78）
急性肾衰竭	264（0.76）	356（0.85）	270（0.72）
焦虑症	157（0.45）	208（0.50）	210（0.56）

四、出院死亡患者分析

2020年HQMS数据库中癫痫持续状态死亡患者共870例（图2-2-2-9），2018—2020年全国癫痫持续状态住院患者在院死亡率由2.96%降至2.33%，死亡患者以男性为主（64.0%）。

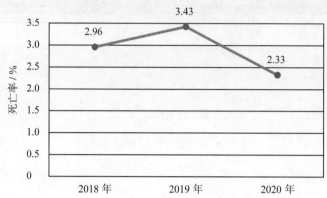

图 2-2-2-9　2018—2020 年 HQMS 数据库癫痫持续状态出院患者在院死亡率

2020年HQMS数据库中癫痫持续状态出院患者在院病死率较低的省级行政区为福建省、江苏省、湖南省等（图2-2-2-10）；出院患者在院死亡最多发生于80～84岁年龄区间，在院死亡例数随年龄升高呈上升趋势（图2-2-2-11）；在院死亡率最高的为≥85岁年龄区间（图2-2-2-12）。

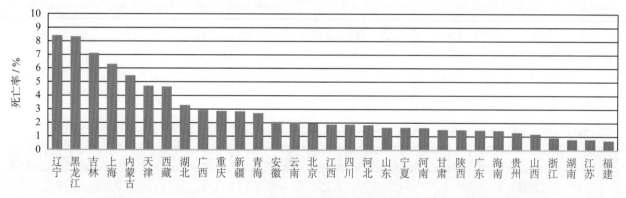

图 2-2-2-10　2020 年 HQMS 数据库各省级行政区癫痫持续状态出院患者在院死亡率

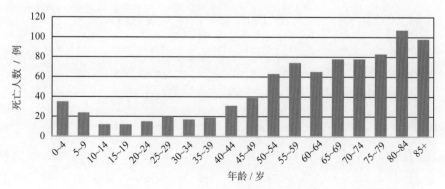

图 2-2-2-11　2020 年 HQMS 数据库癫痫持续状态在院死亡患者年龄分层

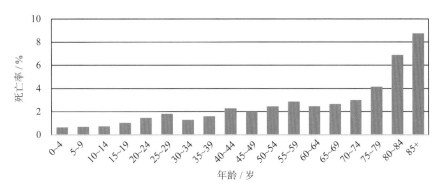

图 2-2-2-12 2020 年 HQMS 数据库癫痫持续状态在院死亡率年龄分层

五、住院患者医疗质量控制指标建设与数据分析

在借鉴国内外癫痫持续状态诊疗指南，两次广泛征求国内外专家意见，初步制定 10 项专业质控指标后，2019 年 9 月，基于癫痫医疗质量控制平台的癫痫持续状态医疗质量指标上报系统正式开放，截至 2021 年 12 月 31 日已纳入了 31 个省级行政区的 129 家哨点医院的数据，为我国住院惊厥性癫痫持续状态的医疗质量现状提供了医疗服务过程的可靠数据。在此基础上，国家卫生健康委组织癫痫亚专科内、外科专家及神经重症质控专家提出了 10 项惊厥性癫痫持续状态医疗质量控制指标，经多次论证，于 2020 年 1 月由国家卫生健康委员会办公厅印发全国各级卫生健康行政部门相关专业质控中心和医疗机构。本节基于 2021 年上报的 138 例癫痫持续状态病例，分析 2021 年我国癫痫持续状态医疗质量情况。

（一）全国癫痫持续状态质量控制指标体系结构

截至 2021 年 12 月 31 日，累计 15 个省级行政区上报癫痫持续状态病例 330 例，其中 2021 年上报 138 例，具体各省级行政区上报病例分布情况见表 2-2-2-6。

表 2-2-2-6 2021 年全国癫痫持续状态质量控制指标体系建设医院和上报病例分布情况

省级行政区	2021 年上报医院 / 家	2021 年上报病例 / 例	累计上报医院 / 家	累计上报病例 / 例
甘肃	1	9	1	22
广西	1	8	1	12
贵州	0	0	1	3
河北	0	0	3	3
河南	1	2	1	6
黑龙江	0	0	1	1
吉林	1	1	1	5
江西	1	16	1	21
内蒙古	1	12	1	35
宁夏	1	13	1	24
陕西	1	3	2	9
四川	6	67	8	127
云南	2	3	2	11
浙江	1	4	2	18
重庆	0	0	1	33
总计	17	138	27	330

（二）全国癫痫持续状态质量控制指标体系上报患者人口学及卫生经济学特征

基于 2021 年上报数据统计，癫痫持续状态住院患者平均年龄 54.6 岁，中位年龄 56.5（35.0 ~ 69.0）岁。男性患者比例稍高（63.76%），93.47% 的患者为汉族。2021 年癫痫持续状态质量控制指标体系上报病例人口学特征见表 2-2-2-7。

表 2-2-2-7　2021 年住院癫痫持续状态质量控制指标体系上报患者人口学特征

指标		上报例数 / 例	构成比 /%
性别	男	89	64.49
	女	49	34.33
民族	汉族	128	92.75
	少数民族	10	7.25
婚姻状态	未婚	27	19.57
	已婚	103	74.64
	离异	2	1.45
	丧偶	6	4.35
	其他	0	0
教育程度	大学本、专科或以上	5	3.62
	高中（包括中专）	19	13.77
	初中	24	17.39
	小学	24	17.39
	文盲	11	7.97
	不详	55	39.86
职业	国家公务员		
	专业技术人员	1	0.72
	职员	1	0.72
	企业管理人员	4	2.90
	工人	0	0
	农民	7	5.07
	学生	35	25.36
	现役军人	4	2.90
	自由职业者	2	1.45
	个体经营者	3	2.17
	无业人员	3	2.17
	退（离）休人员	18	13.04
	其他	22	15.94
		38	27.54
家庭人均月收入	500 元以下	2	1.45
	500 ~ 1000 元	8	5.80
	1001 ~ 3000 元	31	22.46
	3001 ~ 5000 元	25	18.12
	5001 ~ 10 000 元	7	5.07
	10 000 元以上	1	0.72
	不详	64	46.38

2021 年，癫痫持续状态住院患者卫生经济学及结局指标见表 2-2-2-8，上报病例中位住院日为 10.0 d，平均住院费用为 29 455.32 元，出院方式以医嘱离院为主。

表 2-2-2-8 2021 年癫痫持续状态质量控制指标体系上报患者医疗质量结局指标

指标		数值
住院年龄 / 岁	均数 M（P_{25} ~ P_{75}）	54.6 56.5（35.0 ~ 69.0）
住院日 / d	均数 M（P_{25} ~ P_{75}）	16.0 10.0（7.0 ~ 16.5）
住院费用 / 元	均数 M（P_{25} ~ P_{75}）	29 455.32 （9663.75 ~ 35 880.50）
出院方式 / 例（%）	医嘱离院	105（76.09）
	医嘱转院	5（3.62）
	非医嘱离院	25（18.12）
	死亡	3（2.17）
	其他	0

（三）癫痫持续状态医疗质量控制指标分析

根据《神经系统疾病医疗质量控制指标（2020 年版）》对全国参加质控调查医院的惊厥性癫痫持续状态医疗质量控制指标进行数据采集及分析，包括：①惊厥性癫痫持续状态发作控制率；②惊厥性癫痫持续状态初始治疗标准方案应用率；③难治性惊厥性癫痫持续状态患者麻醉药物应用率；④难治性惊厥性癫痫持续状态患者气管插管或机械通气应用率；⑤在院惊厥性癫痫持续状态患者 EEG 监测率；⑥在院惊厥性癫痫持续状态患者影像检查率；⑦在院惊厥性癫痫持续状态患者脑脊液检查率；⑧在院期间惊厥性癫痫持续状态患者病因明确率；⑨惊厥性癫痫持续状态患者在院死亡率。2021 年，癫痫持续状态质控的绩效指标执行情况详见表 2-2-2-9。

表 2-2-2-9 2021 年癫痫持续状态医疗质量服务过程绩效指标执行情况 [单位：%（n / N）]

指标[①]	数值
惊厥性癫痫持续状态发作控制率	86.23（119 / 138）
惊厥性癫痫持续状态初始治疗标准方案应用率	75.36（104 / 138）
难治性惊厥性癫痫持续状态患者麻醉药物应用率	70.83（17 / 24）
难治性惊厥性癫痫持续状态患者气管插管或机械通气应用率	54.17（13 / 24）
在院惊厥性癫痫持续状态患者 EEG 监测率	71.74（99 / 138）
在院惊厥性癫痫持续状态患者影像检查率	95.65（132 / 138）
在院惊厥性癫痫持续状态患者脑脊液检查率	27.54（38 / 138）
在院期间惊厥性癫痫持续状态患者病因明确率	55.80（77 / 138）
惊厥性癫痫持续状态患者在院死亡率	2.90（4 / 138）

注：①惊厥性癫痫持续状态患者随访（出院 30 d 内）死亡率数据因失访率较高，未予展示。n 表示适合癫痫医疗服务关键绩效指标并给予执行的患者数量；N 表示适用癫痫医疗服务关键绩效指标的患者数量。

从图 2-2-2-13 可直观看出，惊厥性癫痫持续状态医疗质量服务过程关键绩效指标中完成较好的为影像检查率、惊厥性癫痫持续状态发作控制率，其中初始治疗标准方案应用率仍需进一步提高，针对难治性惊厥性癫痫持续状态的 2 项指标（麻醉药物应用率、气管插管或机械通气应用率）由于总体人数较其他指标少，可能存在偏倚，目前的数据提示这 2 项指标也需进一步提高。

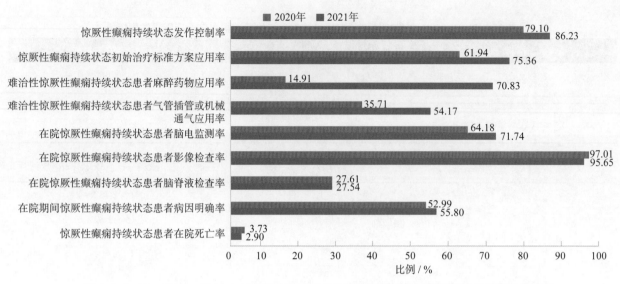

图 2-2-2-13　2020—2021 年惊厥性癫痫持续状态医疗质量服务过程关键绩效指标执行情况

（四）国家医疗质量管理与控制信息网数据库癫痫持续状态医疗质量数据分析

2021 年 NCIS 对癫痫与惊厥性癫痫持续状态医疗质量指标执行情况进行全国抽样调查，全国 31 个省级行政区共计 3072 家医疗结构上报惊厥性癫痫持续状态病例，其中三级医院 1106 家，包括三级甲等医院 660 家；二级医院 1049 家，包括二级甲等医院 888 家。惊厥性癫痫持续状态医疗质量指标执行情况见表 2-2-2-10。

表 2-2-2-10　2021 年 NCIS 数据库惊厥性癫痫持续状态患者医疗质量指标 [单位：% (n / N)]

惊厥性癫痫持续状态医疗质量指标	数值
惊厥性癫痫持续状态发作控制率	87.22（33 747 / 38 692）
惊厥性癫痫持续状态初始治疗标准方案应用率	73.40（25 411 / 34 622）
难治性惊厥性癫痫持续状态患者麻醉药物应用率	62.96（8603 / 13 665）
难治性惊厥性癫痫持续状态患者气管插管或机械通气应用率	45.61（6232 / 13 665）
在院惊厥性癫痫持续状态患者脑电监测率	42.40（16 404 / 38 692）
在院惊厥性癫痫持续状态患者影像检查率	78.69（25 823 / 32 816）
在院惊厥性癫痫持续状态患者脑脊液检查率	30.53（11 812 / 38 692）
在院期间惊厥性癫痫持续状态患者病因明确率	57.78（19 952 / 34 530）
惊厥性癫痫持续状态患者在院死亡率	1.74（673 / 38 692）
惊厥性癫痫持续状态患者出院 30 d 内死亡率	1.88（727 / 38 692）

注：n 表示适合癫痫医疗服务关键绩效指标并给予执行的患者数量；N 表示适用癫痫医疗服务关键绩效指标的患者数量。

扫码观看内容解读

癫痫医疗质量数据分析　　癫痫持续状态医疗质量数据分析

（熊维希，陆　璐，周　东）

第三章

帕金森病医疗质量数据分析

帕金森病是常见的神经系统退行性疾病之一，主要病理改变为黑质致密部多巴胺能神经元丢失和中枢神经系统路易小体/路易神经突形成。帕金森病的主要临床表现为震颤、肌强直、动作迟缓、姿势平衡障碍的运动症状和睡眠障碍、嗅觉障碍、自主神经功能障碍、认知和精神障碍等非运动症状。在欧美国家，60岁以上人群帕金森病患病率为1%，80岁以上超过4%。我国65岁以上人群帕金森病的患病率为1.7%。本章通过国家HQMS数据库病案首页信息，汇总分析了帕金森病的诊治现状，为规范帕金森病诊治提供方向。

本章数据分析主要包括近5年（2016—2020年）帕金森病住院患者的一般资料、住院时长、住院负担和死亡等情况，为临床关心问题提供全国性数据支持。

一、帕金森病住院患者一般情况分析

（一）帕金森病住院患者人数及变化情况

2016—2020年，HQMS全国三级公立医院的住院病案首页数据显示，2016—2018年帕金森病住院人次逐年增加，2019年、2020年有所回落。各年度住院人次见图2-3-0-1。

2016—2020年住院帕金森病患者人次较多的省级行政区包括四川省、广东省、江苏省、山东省、浙江省等，可能与这些地区参与质控的医院数量和人口数量较多等特点有关。多数省级行政区住院人次逐年增加，这种趋势可能与就医条件改善，居民对帕金森病的认知增加有关，2020年帕金森病住院人数回落明显，可能与国内新型冠状病毒肺炎疫情发生后医院加强疫情防控等措施有关。

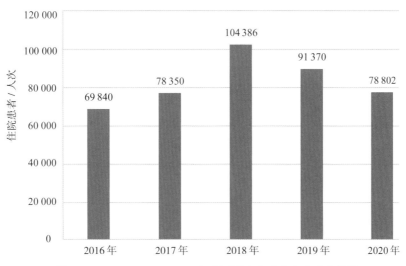

图 2-3-0-1 2016—2020年全国帕金森病住院人次变化情况

（二）帕金森病住院患者平均年龄的变化

2016—2019 年帕金森病住院患者平均年龄呈平缓增加趋势，2020 年相比前 4 年有所下降，从 2019 年的平均 72.5 岁下降到 2020 年的平均 70.6 岁（图 2-3-0-2）。帕金森病住院患者平均年龄变化可能由患病年轻化，患者对疾病认知度提高，及早就医，医师对帕金森病诊断的规范化、标准化以及疫情等因素共同影响所致。

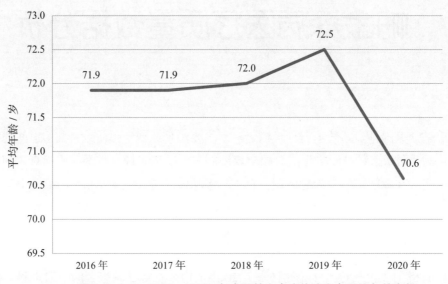

图 2-3-0-2 2016—2020 年全国帕金森病住院患者平均年龄变化

（三）帕金森病住院患者平均住院日变化

2016—2020 年，帕金森病住院患者平均住院日基本保持逐年下降趋势。平均住院时长从 2016 年的 12.4 d 降至 2020 年的 10.9 d，住院时间中位数从 2016 年的 10 d 降至 2020 年的 9 d，这可能与我国公立医院帕金森病的诊疗水平提高以及各级医院对住院时长的管理有关（图 2-3-0-3）。

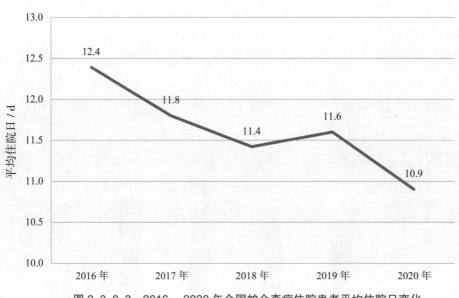

图 2-3-0-3 2016—2020 年全国帕金森病住院患者平均住院日变化

二、帕金森病住院患者医疗负担及死亡率分析

（一）帕金森病住院患者住院费用

2016—2020 年，帕金森病住院患者住院总费用基本保持稳定（图 2-3-0-4）。2016—2019 年的人

均自费比例呈逐年下降趋势，2020年自费比例升高（图2-3-0-5），可能与治疗方案的选择、国家医保政策配套支持有关。

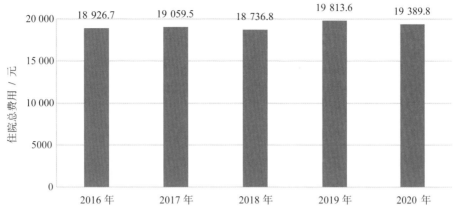

图 2-3-0-4 2016—2020年帕金森病住院患者住院总费用的变化

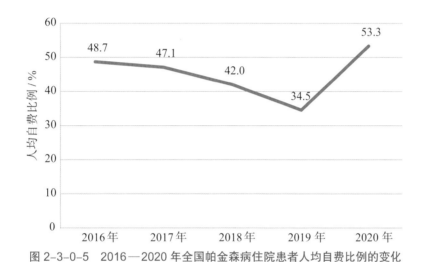

图 2-3-0-5 2016—2020年全国帕金森病住院患者人均自费比例的变化

2016—2020年，帕金森病住院患者付费方式的变化见图2-3-0-6。支付方式为全自费的患者比例逐年下降，而城镇职工基本医疗保险、城乡居民基本医疗保险、贫困救助的比例逐年升高，上述变化趋势得益于国家医保政策的保障以及社会对帕金森病患者的支持。新型农村合作医疗的比例减少，与部分新型农村合作医疗保险转为医保有关。

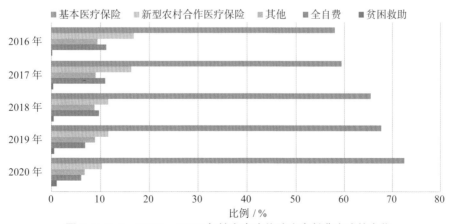

图 2-3-0-6 2016—2020年帕金森病住院患者付费方式的变化

帕金森病住院患者的花费多集中在西药费、实验室诊断费和影像学诊断费（图2-3-0-7）。其中西药费占比最高，2016年住院患者人均西药费为5855.9元，2020年住院患者人均西药费为3162.6元，下降明显。这可能与药物治疗方案的优化、国家药品管理等政策有关。影像学诊断费则逐年增加，可能与帕金森病诊断的影像学技术不断发展有关。

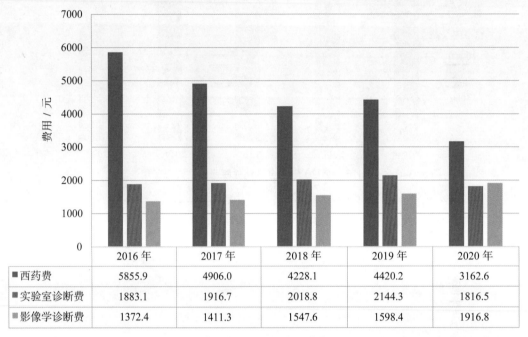

	2016年	2017年	2018年	2019年	2020年
西药费	5855.9	4906.0	4228.1	4420.2	3162.6
实验室诊断费	1883.1	1916.7	2018.8	2144.3	1816.5
影像学诊断费	1372.4	1411.3	1547.6	1598.4	1916.8

图2-3-0-7 2016—2020年帕金森病住院患者西药费、实验室诊断费和影像学诊断费变化

（二）帕金森病住院患者住院死亡率

2016—2020年，帕金森病住院患者住院死亡率保持逐年下降趋势（图2-3-0-8）。2016年住院死亡率为1.9%，而2020年住院死亡率为0.4%。住院死亡率的下降反映出我国医疗机构对帕金森病综合治疗与护理水平的不断提高。

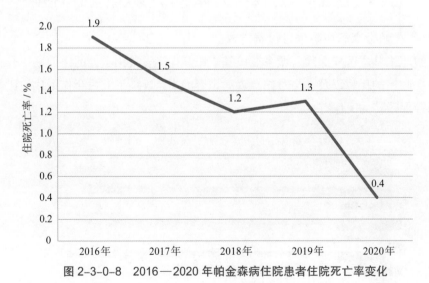

图2-3-0-8 2016—2020年帕金森病住院患者住院死亡率变化

（蒋　莹，郑元初，王雪梅，冯　涛）

第四章

运动神经元病医疗质量数据分析

MND 是一组病因未明的选择性侵犯脊髓前角细胞、脑干后组运动神经元、大脑皮质锥体细胞及锥体束的慢性进行性神经变性疾病。ALS 是运动神经元病的主要类型，占 90% 以上。国际上一般以 ALS / MND 来代指这一类疾病谱。ALS / MND 为进行性病程，目前病因尚不明确，也缺乏有效的治疗手段，患者预后较差，中位生存期仅为 3 ~ 5 年，死因多为呼吸衰竭。ALS / MND 的发病率低，每年为（0.4 ~ 2.6）/ 10 万。虽然 ALS / MND 是一种少见病，但其发病年龄相对年轻，生存期短，同时由于我国人口基数大，该病患者的总人数并不少，对患者、家庭和社会的危害较大。ALS / MND 作为罕见病的典型代表，受到政府、医学界和社会大众的广泛关注。然而，目前 ALS / MND 的诊治方面还存在很多问题，主要有：①缺乏全国性的流行病学数据；②诊治困难，患者常多处就诊，加重经济负担；③尚无有效的治疗手段，不规范的诊治会进一步加重患者的经济负担。通过我国 HQMS 平台登记的病案首页信息，可以了解 ALS / MND 的诊治现状，为规范 ALS / MND 的诊治提供依据和改进的方向。

一、结构评价

（一）收治 ALS / MND 的医院总体情况

ALS / MND 作为神经系统的一种罕见病，需要具备一定条件和技术水平的医疗机构才能对其进行诊治。2021 年 HQMS 数据库纳入的全国各省级行政区三级医院总数为 1371 家，其中四川省的医院数量最多，西藏自治区最少，医院数量与各地区人口数量大致成正比（图 2-4-0-1）。

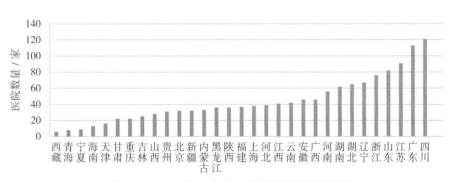

图 2-4-0-1　2021 年纳入分析的三级医院数量

（二）收治的 ALS / MND 患者数量

2021 年，各省级行政区 ALS / MND 住院总人次为 18 705 人次，其中湖北省住院患者最多，其次是浙江省，可能与这些地区参与质控的医院和上报数据的医院数量多以及人口基数大有关。总体 ALS / MND 数量与参与质控的医院数量及各地区人口数量的趋势一致（图 2-4-0-2）。

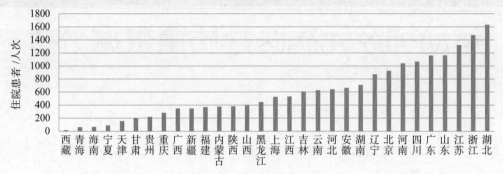

图 2-4-0-2　2021 年纳入分析的各省级行政区 ALS / MND 住院人次

二、过程评价

（一）患者人口学特征分析

2021 年全国三级医院收治的 ALS / MND 住院患者总数为 18 705 人次，其中男性 12 052 人次（64.4%），女性 6653 人次（35.6%），男女比例为 1.8，发病高峰年龄段为 55 ～ 69 岁，这与既往国外的报道一致。本病的年龄分布见图 2-4-0-3。

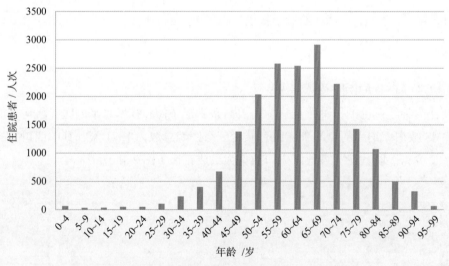

图 2-4-0-3　2021 年各年龄段 ALS / MND 住院人次

2021 年全国三级医院的 ALS / MND 住院患者院内死亡 226 例，其中男性 144 例，女性 82 例，平均死亡年龄 68.3 ± 13.5 岁。各年龄段死亡人数见图 2-4-0-4。死亡年龄的分布与发病年龄分布基本一致。

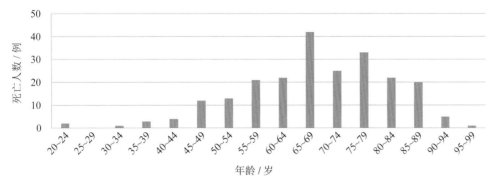

图 2-4-0-4　2021 年各年龄段 ALS / MND 院内死亡人数

（二）患者疾病负担指标

2021 年各省级行政区 ALS / MND 诊疗的付费比例中，患者自费的总体比例较低，在全国 18 705 住院人次中，全自费为 1964 人次，占比为 10.5%。全国各省级行政区医保及自费分布情况见图 2-4-0-5，其中天津市的自费比例最低，上海市的自费比例最高。上海市自费比例较高，考虑为外地患者异地就医，在当地统计为自费所致。全国总体的 ALS / MND 自费患者比例较低，多数患者可通过医保报销，减轻了患者的经济负担。

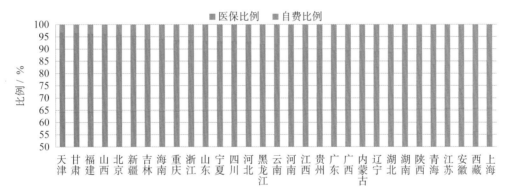

图 2-4-0-5　2021 年各省级行政区 ALS / MND 住院医保 / 自费比例

2021 年全国 ALS / MND 患者每人次住院总费用平均为 19 897.1 ± 38 322.8 元，其中自付金额平均为 6348.3 ± 17 398.5 元。全国各省级行政区 ALS / MND 患者住院费用见图 2-4-0-6，其中北京市人均住院总费用最高，为 31 649.4 ± 42 388.5 元，宁夏回族自治区最低，为 10 780.1 ± 8824.3 元。其中自付费用最高的省级行政区为青海省，为 12 642.0 ± 28 108.9 元，最低的是云南省，为 2832.2 ± 7112.8 元。

（三）管理运行类指标

对 ALS / MND 的管理运行类指标分析显示，2021 年，全国 ALS / MND 患者平均住院天数为 13.9 ± 18.4 d。全国各省级行政区 ALS / MND 平均住院天数见图 2-4-0-7，其中浙江省的住院天数最长，为 18.1 ± 27.1 d，黑龙江省的住院天数最短，为 10.4 ± 8.1 d。

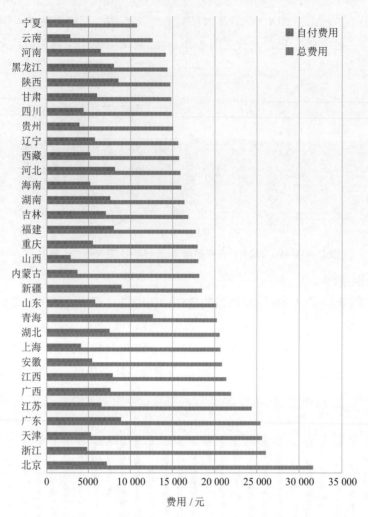

图 2-4-0-6 2021 年各省级行政区 ALS / MND 住院费用情况

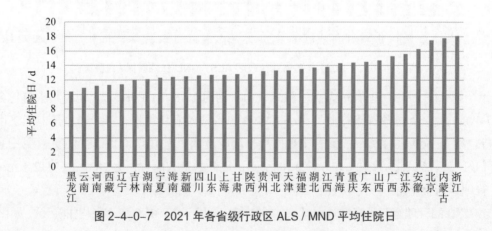

图 2-4-0-7 2021 年各省级行政区 ALS / MND 平均住院日

　　2021 年全国 ALS / MND 患者中，有 88.9% 的患者遵医嘱离院，3% 的患者转院，5.7% 的患者非医嘱离院，1.2% 的患者院内死亡，1.1% 的患者离院方式不详，其中非医嘱离院率最高的省级行政区为黑龙江省，占比为 14.8%，最低的为上海市，占比为 0.6%。各省级行政区 ALS / MND 患者离院情况见图 2-4-0-8。

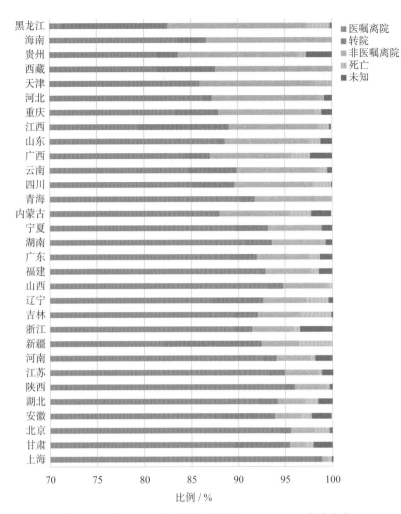

图 2-4-0-8　2021 年各省级行政区 ALS / MND 离院方式

三、结局评价

2021 年我国 ALS / MND 院内死亡 226 例，其中湖南省、宁夏回族自治区、青海省、西藏自治区及海南省无院内死亡发生，而新疆维吾尔自治区院内死亡率最高，达 3.5%（图 2-4-0-9）。总体来说，ALS / MND 患者住院死亡率较低，但该病为不可治愈疾病，平均生存期为 3～5 年，提示患者可能多数在院外或三级以下医院内死亡。

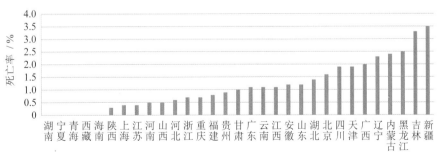

图 2-4-0-9　2021 年各省级行政区 ALS / MND 院内死亡率

（陈　勇，樊东升）

第五章

认知障碍性疾病医疗质量数据分析

近年来全球均面临着老龄化危机，随着人口寿命的延长，认知障碍性疾病的患病率也在逐年增加。根据世界卫生组织数据，2019 年全球痴呆症患者人数约为 5740 万，2030 年预计增加至 8320 万，2040 年预计增加至 1 亿 1600 万，2050 年预计增加至 1 亿 5280 万。其中 AD 是最常见的痴呆疾病，占全部痴呆的 60% ~ 80%，其次是 VaD，占 20% ~ 30%，也有部分患者 AD 和 VaD 同时出现，表现为 MixD。认知障碍性疾病还包括 DLB 和 FTD，这两类疾病的发病率较低，发病年龄更轻，具有特定的疾病特点。

痴呆是 65 岁及以上人群不可忽视的死亡原因之一。认知障碍性疾病主要影响患者的认知功能，包括记忆、计算、注意、定向能力等各个方面，还可能影响患者的情绪、运动功能等，也可导致患者的人格或行为改变，造成患者生活能力减退，严重影响患者及家属的生活质量，同时也造成了较高的社会经济负担。

本章分析 2020 年全国认知障碍性疾病（包括 AD、VaD、DLB、FTD、MixD）住院患者的资料，主要依据 HQMS 中全国三级医院病案首页主要诊断代码及其他诊断代码包含认知障碍性疾病诊断的住院患者信息，涉及编码包括 AD（G30）、VaD（F01）、DLB（G31.8）、FTD（G31.0）和 MixD（G30 和 F01），为临床关心的问题提供全国性数据支持。

第一节　阿尔茨海默病医疗质量数据分析

一、阿尔茨海默病出院患者地区分布情况

2020 年，HQMS 数据库中全国各省级行政区 AD 出院患者为 36 744 例，各省级行政区出院患者情况见图 2-5-1-1，出院人数排名前 3 位的省级行政区依次为浙江省、四川省和广东省。

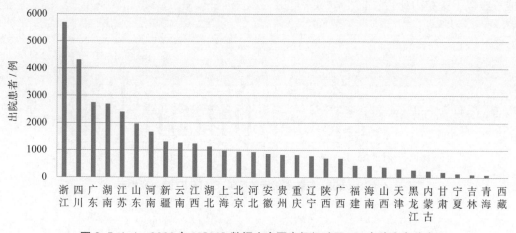

图 2-5-1-1　2020 年 HQMS 数据库全国省级行政区 AD 出院患者分布

二、阿尔茨海默病出院患者基本情况

2020 年 HQMS 数据库中 AD 出院患者共 36 744 例，平均年龄 77.08±9.74 岁，女性多于男性，汉族占 94.9%（表 2-5-1-1）。2020 年 AD 出院患者的年龄分布趋势以 75～84 岁为高发年龄段，见图 2-5-1-2。

表 2-5-1-1　2020 年 HQMS 数据库全国省级行政区 AD 基线信息

指标	数值
人数 / 例	36 744
年龄 / 岁	77.08±9.74
男性 / 例（%）	17 828（48.5）
汉族 / 例（%）	34 888（94.9）
婚姻状况 / 例（%）	
未婚	510（1.4）
已婚	29 297（79.7）
丧偶	5364（14.6）
离婚	931（2.5）
其他	642（1.7）
职业类型 / 例（%）①	
国家公务员	260（0.7）
专业技术人员	265（0.7）
职员	355（1.0）
企业管理人员	49（0.1）
工人	830（2.3）
农民	6346（17.3）
现役军人	45（0.1）
自由职业者	87（0.2）
个体经营者	339（0.9）
无业人员	94（0.3）
退（离）休人员	2367（6.4）
其他	8434（23.0）

注：①部分出院患者职业类型数据缺失。

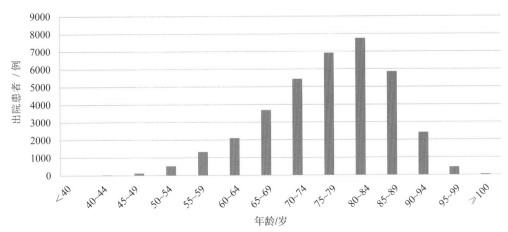

图 2-5-1-2　2020 年 HQMS 数据库 AD 出院患者年龄构成

三、阿尔茨海默病出院患者的医保类型、费用及住院时长和科室分布情况

2020年AD出院患者人均住院总费用为17 635.05元，人均自付费用为6437.21元，平均住院时长为21.51 d（表2-5-1-2）。AD患者的住院费用支付方式的分布情况见图2-5-1-3。

表 2-5-1-2　2020年全国AD患者住院负担情况

指标	数值
住院总费用/元	17 635.05 ± 26 702.74
住院自付费用/元	6437.21 ± 13 194.84
住院时长/d	21.51 ± 32.61

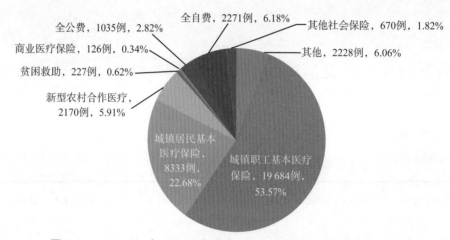

图 2-5-1-3　2020年HQMS数据库AD出院患者住院费用支付方式分布

2020年AD出院患者的住院科室分布见图2-5-1-4。主要住院科室为神经内科和外科。

2020年AD出院患者的入院方式见图2-5-1-5。多数AD患者通过门诊途径住院，比例为73.31%，其次是急诊途径，比例为23.49%。

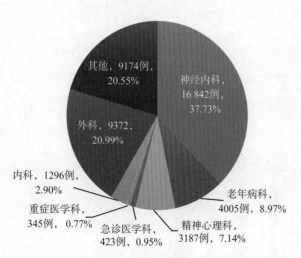

图 2-5-1-4　2020年HQMS数据库AD出院患者住院科室情况

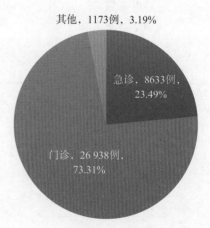

图 2-5-1-5　2020年HQMS数据库AD出院患者入院途径

四、阿尔茨海默病出院患者的共患疾病情况

2020 年 AD 出院患者共患疾病前 10 名包括高血压、脑梗死、动脉粥样硬化、2 型糖尿病、慢性缺血性心脏病、电解质及酸碱平衡紊乱、其他脑血管病、脑血管病后遗症、脂蛋白代谢紊乱和前列腺增生，其中以高血压最为常见（图 2-5-1-6）。

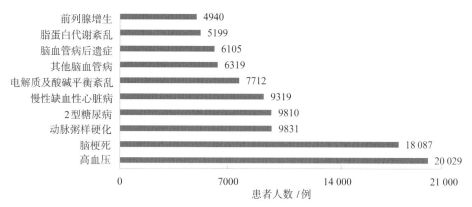

图 2-5-1-6　2020 年 HQMS 数据库 AD 出院患者共患疾病情况

五、阿尔茨海默病住院死亡患者情况

2020 年 AD 住院患者死亡人数为 356 例，死亡率为 9.69‰，平均死亡年龄为 82.01±7.59 岁，其中男性占 52.2%。

2020 年住院死亡 AD 患者入院途径见图 2-5-1-7。死亡患者入院方式以急诊、门诊为主，比例分别为 57.02% 和 40.17%。

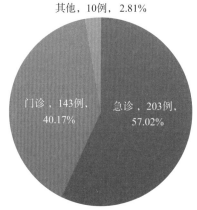

图 2-5-1-7　2020 年 HQMS 数据库 AD 住院死亡患者入院途径

2020 年住院死亡 AD 患者的主要诊断见图 2-5-1-8。排名前 3 位的诊断分别为脑梗死、脑出血和 AD。

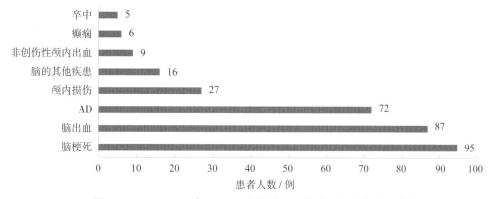

图 2-5-1-8　2020 年 HQMS 数据库 AD 住院死亡患者主要诊断

第二节　血管性痴呆医疗质量数据分析

一、血管性痴呆出院患者地区分布情况

2020年，HQMS数据库中全国各省级行政区VaD出院患者为36 948例，各省级行政区出院患者情况见图2-5-2-1，出院人数排名前3位的省级行政区依次为广东省、河南省和四川省。

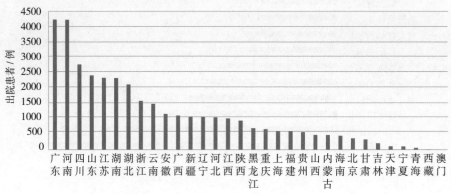

图 2-5-2-1　2020 年 HQMS 数据库各省级行政区 VaD 出院患者分布

二、血管性痴呆出院患者基本情况

2020年HQMS数据库中VaD出院患者共36 948例，平均年龄73.85 ± 10.89岁，男性多于女性，汉族占94.2%（表2-5-2-1）。2020年VaD出院患者的年龄分布趋势以70～84岁为高发年龄，见图2-5-2-2。

表 2-5-2-1　2020 年 HQMS 数据库全国省级行政区 VaD 出院患者基线信息

指标	数值
人数 / 例	36 948
年龄 / 岁	73.85 ± 10.89
男性 / 例（%）	23 094（62.5）
汉族 / 例（%）	34 817（94.2）
婚姻状况 / 例（%）	
未婚	525（1.4）
已婚	31 080（84.1）
丧偶	3894（10.5）
离婚	750（2.0）
其他	699（1.9）
职业类型 / 例（%）[①]	
国家公务员	289（0.8）
专业技术人员	276（0.7）
职员	638（1.7）
企业管理人员	45（0.1）
工人	875（2.4）
农民	8021（21.7）
现役军人	11（0.0）

指标	数值
自由职业者	33（0.1）
个体经营者	362（1.0）
无业人员	109（0.3）
退（离）休人员	2504（6.8）
其他	8461（22.9）

注：①部分出院患者职业类型数据缺失。

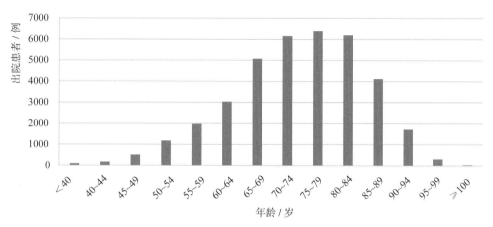

图 2-5-2-2　2020 年 HQMS 数据库全国省级行政区 VaD 出院患者年龄分布

三、血管性痴呆出院患者的医保类型、费用及住院时长和科室分布情况

2020 年 VaD 出院患者人均住院总费用为 17 567.62 元，人均自付费用为 7177.70 元，平均住院时长为 19.06 d（表 2-5-2-2）。VaD 患者的住院费用支付方式的分布情况见图 2-5-2-3。

表 2-5-2-2　2020 年全国 VaD 患者住院负担情况

指标	数值
住院总费用 / 元	17 567.62 ± 24 139.27
住院自付费用 / 元	7177.70 ± 12 676.24
住院时长 / d	19.06 ± 27.24

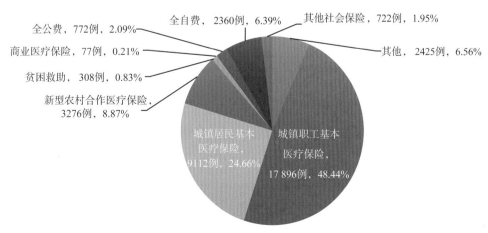

图 2-5-2-3　2020 年 HQMS 数据库 VaD 出院患者住院费用支付方式分布

2020 年 VaD 出院患者的住院科室分布见图 2-5-2-4。主要住院科室为神经内科和老年科。

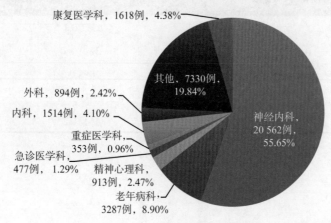

图 2-5-2-4　2020 年 HQMS 数据库 VaD 出院患者住院科室情况

2020 年 VaD 出院患者的入院方式见图 2-5-2-5。多数 VaD 患者通过门诊途径住院，比例为 68.34%，其次是急诊途径，比例为 28.26%。

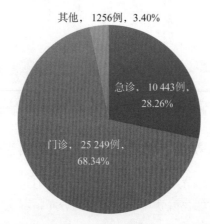

图 2-5-2-5　2020 年 HQMS 数据库 VaD 出院患者入院方式

四、血管性痴呆出院患者的共患疾病情况

2020 年 VaD 出院患者共患疾病前 10 名包括高血压、脑梗死、脑血管病后遗症、2 型糖尿病、慢性缺血性心脏病、动脉粥样硬化、电解质及酸碱平衡紊乱、其他脑血管病、入脑前动脉狭窄或闭塞、大脑动脉狭窄或闭塞，其中以高血压最常见（图 2-5-2-6）。

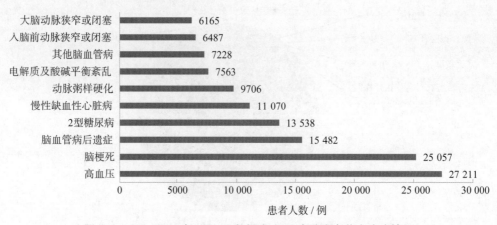

图 2-5-2-6　2020 年 HQMS 数据库 VaD 出院患者共患疾病情况

五、血管性痴呆住院死亡患者情况

2020 年 VaD 出院患者死亡人数为 270 例,死亡率为 7.31‰,死亡患者平均死亡年龄为 79.65 ± 10.22 岁,其中男性占 60.7%。

2020 年住院死亡 VaD 患者入院途径见图 2-5-2-7。死亡患者的入院方式以门诊、急诊为主,比例分别为 52.96% 和 44.07%。

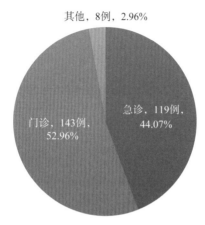

图 2-5-2-7　2020 年 HQMS 数据库 VaD 出院死亡患者入院途径

2020 年住院死亡 VaD 患者的主要诊断见图 2-5-2-8。排名前 3 位的诊断分别为脑梗死、VaD 和脑内出血。

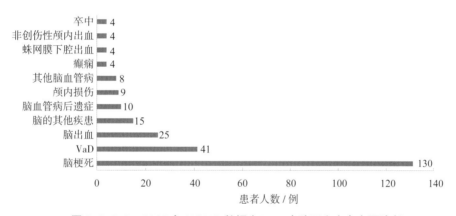

图 2-5-2-8　2020 年 HQMS 数据库 VaD 出院死亡患者主要诊断

第三节　路易体痴呆医疗质量数据分析

一、路易体痴呆出院患者地区分布情况

2020 年,HQMS 数据库中全国各省级行政区 DLB 出院患者为 3590 例,各省级行政区出院患者情况见图 2-5-3-1,出院人数排名前 3 位的省级行政区依次为江苏省、广东省和山东省。

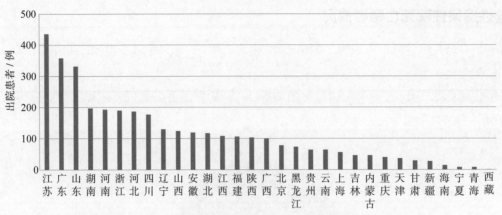

图 2-5-3-1 2020 年 HQMS 数据库全国省级行政区 DLB 出院患者分布

二、路易体痴呆出院患者基本情况

2020 年 HQMS 数据库中 DLB 出院患者共 3590 例，平均年龄 62.98 ± 17.83 岁，男性多于女性，汉族占 95.5%（表 2-5-3-1）。2020 年 DLB 出院患者的年龄分布见图 2-5-3-2，以 75 ~ 84 岁为高发年龄段。

表 2-5-3-1 2020 年 HQMS 数据库 DLB 出院患者基线信息

指标	数值
人数 / 例	3590
年龄 / 岁	62.98 ± 17.83
男性 / 例（%）	2181（60.8）
汉族 / 例（%）	3429（95.5）
婚姻状况 / 例（%）	
未婚	254（7.1）
已婚	3095（86.2）
丧偶	150（4.2）
离婚	37（1.0）
其他	54（1.5）
职业类型 / 例（%）[①]	
国家公务员	29（0.8）
专业技术人员	34（0.9）
职员	100（2.8）
企业管理人员	9（0.3）
工人	125（3.5）
农民	758（21.1）
现役军人	64（1.8）
自由职业者	9（0.3）
个体经营者	63（1.8）
无业人员	26（0.7）
退（离）休人员	284（7.9）
其他	1080（30.1）

注：①部分出院患者职业类型数据缺失。

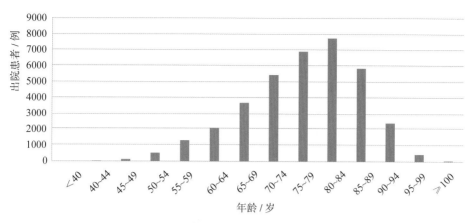

图 2-5-3-2　2020 年 HQMS 数据库 DLB 出院患者年龄分布

三、路易体痴呆出院患者的医保类型、费用及住院时长和科室分布情况

2020 年 DLB 出院患者人均住院总费用为 18 291.35 元，人均自付费用 10 942.56 元，平均住院时长为 12.42 d（表 2-5-3-2）。DLB 患者的住院费用支付方式的分布情况见图 2-5-3-3。

表 2-5-3-2　2020 年全国 DLB 患者住院负担情况

指标	数值
住院总费用 / 元	18 291.35 ± 25 385.27
住院自付费用 / 元	10 942.56 ± 21 260.81
住院时长 / d	12.42 ± 12.31

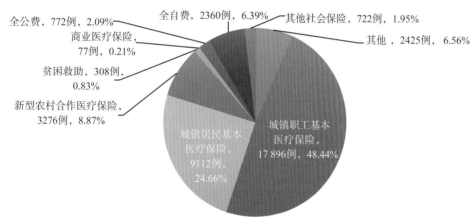

图 2-5-3-3　2020 年 HQMS 数据库 DLB 出院患者住院费用支付方式分布

2020 年 DLB 出院患者的住院科室分布见图 2-5-3-4。主要住院科室为神经内科和外科。

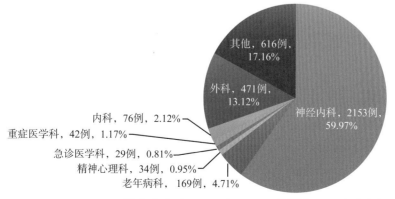

图 2-5-3-4　2020 年 HQMS 数据库 DLB 出院患者住院科室情况

2020 年 DLB 出院患者的入院方式见图 2-5-3-5。多数 DLB 患者通过门诊途径住院，比例为 70.17%，其次是急诊途径，比例为 27.04%。

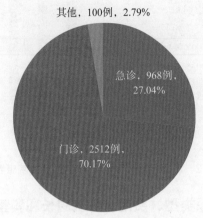

图 2-5-3-5　2020 年 HQMS 数据库 DLB 出院患者入院方式

四、路易体痴呆出院患者的共患疾病情况

2020 年 DLB 出院患者共患疾病前 10 名为高血压、脑梗死、其他脊椎病、颈椎间盘疾患、动脉粥样硬化、2 型糖尿病、电解质及酸碱平衡紊乱、其他脑血管病、脂蛋白代谢紊乱、慢性缺血性心脏病，其中以高血压最为常见（图 2-5-3-6）。

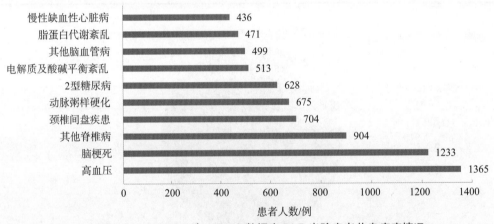

图 2-5-3-6　2020 年 HQMS 数据库 DLB 出院患者共患疾病情况

五、路易体痴呆住院死亡患者情况

2020 年 DLB 出院患者死亡人数为 18 例，死亡率为 5.01‰，平均死亡年龄为 36.44 ± 35.86 岁，其中男性占 66.7%（表 2-5-3-3）。2020 年 DLB 出院患者死亡人数排名前 2 位的诊断分别为脑梗死和 DLB。

表 2-5-3-3　2020 年全国 DLB 住院死亡患者基线信息

指标	数值
人数 / 例	18
死亡率 / ‰	5.01
年龄 / 岁	36.44 ± 35.86
男性 / 例（%）	12（66.7）
入院途径 / 例（%）	
急诊	12（66.7）
门诊	4（22.2）
其他	2（11.2）
死亡患者主要诊断 / 例（%）	
DLB	12（66.7）
脑梗死	4（22.2）

第四节　额颞叶痴呆医疗质量数据分析

一、额颞叶痴呆出院患者地区分布情况

2020 年，HQMS 数据库中全国各省级行政区 FTD 出院患者人次为 343 例，各省级行政区出院患者情况见图 2-5-4-1，出院人数排名前 3 位的省级行政区依次为四川省、广东省和山东省。

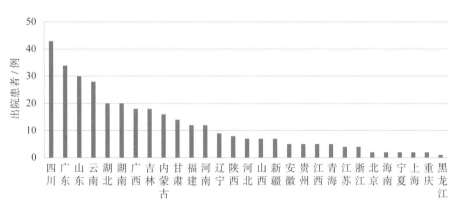

图 2-5-4-1　2020 年 HQMS 数据库全国省级行政区 FTD 出院患者分布

二、额颞叶痴呆出院患者基本情况

2020 年 HQMS 数据库中 FTD 出院患者共 343 例，平均年龄 50.50 ± 22.52 岁，男性多于女性，汉族占 88.3%（表 2-5-4-1）。2020 年 FTD 出院患者的年龄分布见图 2-5-4-2，以 35 ~ 39 岁为高发年龄段。

表 2-5-4-1　2020 年 HQMS 数据库 FTD 出院患者基线信息

指标	数值
人数 / 例	343
年龄 / 岁	50.50 ± 22.52
男性 / 例（%）	217（63.3）

续表

指标	数值
汉族 / 例（%）	303（88.3）
婚姻状况 / 例（%）	
未婚	68（19.8）
已婚	242（70.6）
丧偶	13（3.8）
离婚	7（2.0）
其他	13（3.8）
职业类型 / 例（%）[①]	
国家公务员	2（0.6）
专业技术人员	5（1.5）
职员	17（5.0）
工人	12（3.5）
农民	92（26.8）
现役军人	1（0.3）
个体经营者	9（2.6）
无业人员	31（9.0）
退（离）休人员	46（13.4）
其他	116（37.4）

注：①部分出院患者职业类型数据缺失。

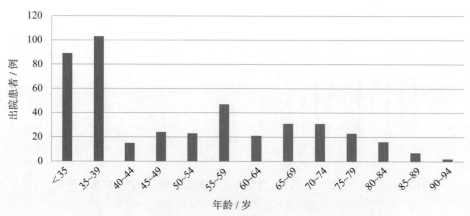

图 2-5-4-2　2020 年 HQMS 数据库 FTD 出院患者年龄分布

三、额颞叶痴呆出院患者的医保类型、费用及住院时长和科室分布情况

2020 年 FTD 出院患者人均住院总费用为 12 551.69 元，人均自付费用为 7225.95 元，平均住院时长为 11.45 d（表 2-5-4-2）。FTD 患者的住院费用支付方式分布情况见图 2-5-4-3。

表 2-5-4-2　2020 年全国 FTD 患者住院负担情况

指标	数值
住院总费用 / 元	12 551.69 ± 17 821.73
住院自付费用 / 元	7225.95 ± 12 918.01
住院时长 / d	11.45 ± 12.23

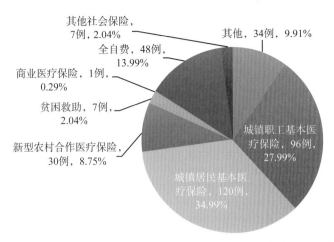

图 2-5-4-3 2020 年 HQMS 数据库 FTD 出院患者住院费用支付方式分布

2020 年 FTD 出院患者的住院科室分布见图 2-5-4-4。主要住院科室为神经内科和外科。

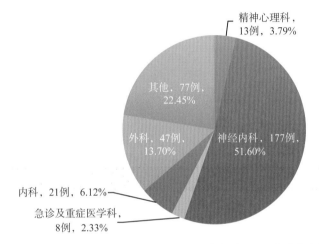

图 2-5-4-4 2020 年 HQMS 数据库 FTD 出院患者住院科室情况

2020 年 FTD 出院患者的入院方式见图 2-5-4-5。多数 FTD 患者通过门诊途径住院，比例为 68.51%，其次是急诊途径，比例为 27.70%。

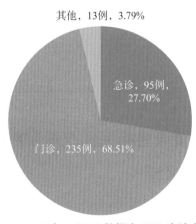

图 2-5-4-5 2020 年 HQMS 数据库 FTD 出院患者入院方式

四、额颞叶痴呆出院患者的共患疾病情况

2020年FTD出院患者共患疾病前10名为脑梗死、癫痫、高血压、脂蛋白代谢紊乱、脑的其他疾患、中枢神经系统诊断性影像检查的异常所见、其他脑血管病、动脉粥样硬化、电解质及酸碱平衡紊乱和2型糖尿病（图2-5-4-6）。

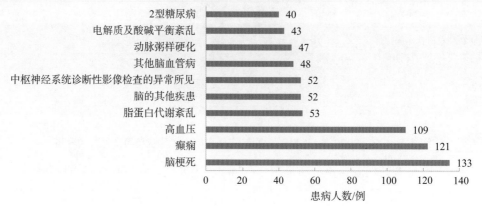

图 2-5-4-6　2020 年 HQMS 数据库 FTD 出院患者共患疾病情况

五、额颞叶痴呆住院死亡患者情况

2020年FTD出院患者死亡人数为2例，死亡率为5.83‰，平均死亡年龄57.00±14.14岁，男女各1例，死亡主要诊断为脑出血及短暂性脑缺血发作和相关的综合征（表2-5-4-3）。

表 2-5-4-3　2020 年全国 FTD 住院死亡患者基线信息

指标	数值
人数 / 例	2
死亡率 / ‰	5.83
年龄 / 岁	57.00 ± 14.14
男性 / 例（%）	1（50.0）
入院途径 / 例（%）	
门诊	2（100）
死亡主要诊断 / 例（%）	
脑出血	1（50.0）
短暂性脑缺血发作和相关的综合征	1（50.0）

第五节　混合性痴呆医疗质量数据分析

一、混合性痴呆出院患者地区分布情况

2020年，HQMS 数据库中全国各省级行政区 MixD 出院患者为1212 例，各省级行政区出院患者情况见图2-5-5-1，出院人数排名前3位的省级行政区依次为四川省、浙江省和河南省。

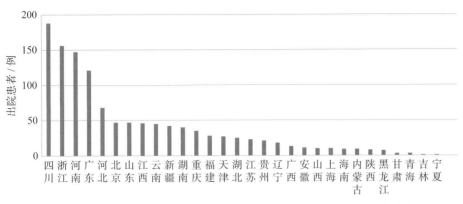

图 2-5-5-1 2020 年 HQMS 数据库全国省级行政区 MixD 出院患者分布

二、混合性痴呆出院患者基本情况

2020 年 HQMS 数据库中 MixD 出院患者共 1212 例，平均年龄 77.41 ± 9.18 岁，男性多于女性，汉族占 92.7%（表 2-5-5-1）。MixD 出院患者的年龄分布趋势以 75 ～ 84 岁为高发年龄段（图 2-5-5-2）。

表 2-5-5-1 2020 年 HQMS 数据库 MixD 患者基线信息

指标	数值
人数 / 例	1212
年龄 / 岁	77.41 ± 9.18
男性 / 例（%）	692（57.1）
汉族 / 例（%）	1123（92.7）
婚姻状况 / 例（%）	
未婚	4（0.3）
已婚	958（79.0）
丧偶	196（16.2）
离婚	33（2.7）
其他	21（1.7）
职业类型 / 例（%）[①]	
国家公务员	9（0.7）
专业技术人员	2（0.2）
职员	21（1.7）
企业管理人员	1（0.1）
工人	15（1.2）
农民	127（10.5）
现役军人	1（0.1）
自由职业者	6（0.5）
个体经营者	2（0.2）
无业人员	54（4.5）
退（离）休人员	662（54.6）
其他	312（25.8）

注：①部分出院患者职业类型数据缺失。

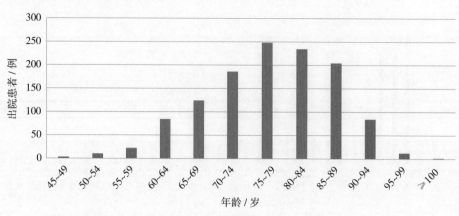

图 2-5-5-2　2020 年 HQMS 数据库 MixD 出院患者年龄分布

三、混合性痴呆出院患者的医保类型、费用及住院时长和科室分布情况

2020 年 MixD 出院患者人均住院总费用为 19 902.39 元，人均自付费用 7646.28 元，平均住院时长为 21.19 d（表 2-5-5-2）。MixD 患者的住院费用支付方式的分布情况见图 2-5-5-3。

表 2-5-5-2　2020 年全国 MixD 患者住院负担情况

指标	数值
住院总费用 / 元	19 902.39 ± 22 035.47
住院自付费用 / 元	7646.28 ± 15 185.18
住院时长 / d	22.19 ± 31.67

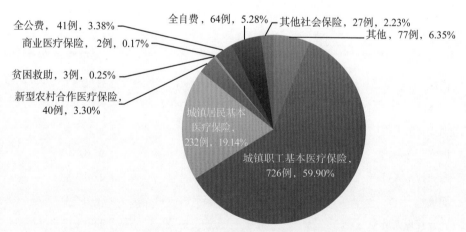

图 2-5-5-3　2020 年 HQMS 数据库 MixD 出院患者费用支付方式分布

2020年 MixD 出院患者的住院科室分布见图 2-5-5-4。主要住院科室为神经内科和老年病科。

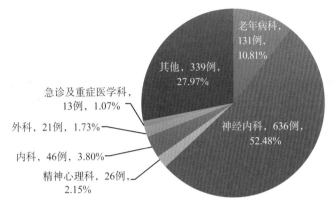

图 2-5-5-4　2020 年 HQMS 数据库 MixD 出院患者住院科室情况

2020年 MixD 出院患者的入院方式见图 2-5-5-5。多数 MixD 患者通过门诊途径入院，比例为74.67%，其次是急诊途径，比例为 22.69%。

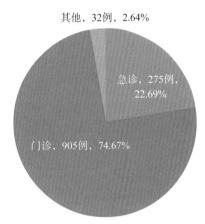

图 2-5-5-5　2020 年 HQMS 数据库 MixD 出院患者入院方式

四、混合性痴呆出院患者的共患疾病情况

2020年 MixD 出院患者共患疾病前 10 名为高血压、脑梗死、2 型糖尿病、脑血管病后遗症、动脉粥样硬化、慢性缺血性心脏病、其他脑血管病、电解质及酸碱平衡紊乱、前列腺增生和入脑前动脉狭窄或闭塞，其中以高血压最为常见（图 2-5-5-6）。

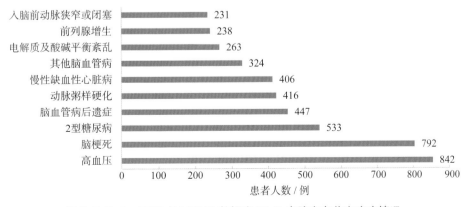

图 2-5-5-6　2020 年 HQMS 数据库 MixD 出院患者共患疾病情况

五、混合性痴呆住院死亡患者情况

2020 年 MixD 出院患者死亡人数为 9 例,死亡率为 7.43‰,平均死亡年龄 89.67±6.18 岁,男性占 33.3%。死亡患者中排名前 2 位的诊断分别为脑梗死和 MixD(表 2-5-5-3)。

表 2-5-5-3 2020 年全国 MixD 住院死亡患者基线信息

指标	数值
人数 / 例	9
死亡率 /‰	7.43
年龄 / 岁	89.67±6.18
男性 / 例(%)	3(33.3)
入院科室 / 例(%)	
急诊	5(55.6)
门诊	4(44.4)
主要诊断 / 例(%)	
MixD	3(33.3)
脑梗死	3(33.3)

扫码观看内容解读

认知障碍性疾病医疗质量数据分析

(李世平,王　越,施　炯)

第六章

脑炎医疗质量数据分析

一、脑炎医疗质量安全情况分析

本章通过国家 HQMS 数据库登记的病案首页信息，汇总分析了感染性脑炎、自身免疫性脑炎和不明原因脑炎的诊治现状，以期为规范这 3 类脑炎的诊治提供方向。

本次分析的第一部分首先列出了 2016—2020 年感染性脑炎、自身免疫性脑炎和不明原因脑炎住院患者的基本情况，第二部分分析了患者的年龄分布、共患病及死亡等情况，为临床关心的问题提供全国性的数据支持。

二、脑炎住院患者一般情况分析

（一）2016—2020 年医院质量监测系统数据库脑炎住院人次及变化情况

HQMS 数据库中全国三级公立医院的住院病案首页数据显示，2016—2019 年感染性脑炎住院人次逐年增加，从 44 447 人次增加至 59 792 人次，2020 年下降至 36 395 人次；2016—2020 年自身免疫性脑炎逐年增加，为 1560 ~ 5677 人次；2016—2019 年不明原因脑炎逐年增加，从 7993 人次增加至 12 988 人次，2020 年下降至 7692 人次（图 2-6-0-1）。

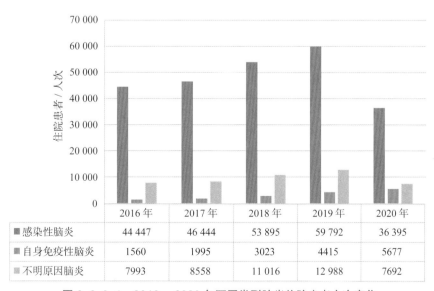

	2016 年	2017 年	2018 年	2019 年	2020 年
■感染性脑炎	44 447	46 444	53 895	59 792	36 395
■自身免疫性脑炎	1560	1995	3023	4415	5677
■不明原因脑炎	7993	8558	11 016	12 988	7692

图 2-6-0-1　2016—2020 年不同类型脑炎住院患者人次变化

在这些脑炎患者中，感染性脑炎依然是最常见脑炎类型。以 2020 年为例，感染性脑炎的比例为73.13%，其次为不明原因脑炎（15.46%），自身免疫性脑炎最少，占 11.41%（图 2-6-0-2）。

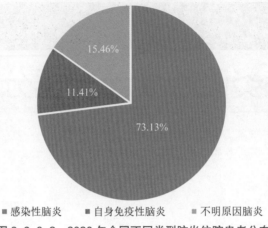

■ 感染性脑炎　■ 自身免疫性脑炎　■ 不明原因脑炎

图 2-6-0-2　2020 年全国不同类型脑炎住院患者分布

2016—2020 年，感染性脑炎住院患者以山东省、江苏省最多（图 2-6-0-3）；身免疫性脑炎住院患者以广东省、山东省最多（图 2-6-0-4）；不明原因脑炎住院患者以山东省、河南省最多（图 2-6-0-5），这可能与这些地区参与质控的医院数量和人口数量多以及发病率等因素有关。2016—2019 年多数省级行政区的感染性脑炎、不明原因脑炎住院人次呈上升趋势，这种趋势可能与就医条件改善有关。但 2020 年多数省级行政区感染性脑炎和不明原因脑炎住院人次较 2019 年明显下降（图 2-6-0-3 和图 2-6-0-5），考虑与新型冠状病毒肺炎疫情期间人口流动限制，导致部分患者的就医数据未纳入质控有关。2016—2020 年，除北京以外的其他省级行政区自身免疫性脑炎住院人次逐年增加（图 2-6-0-4），考虑与就医条件改善、大众对该病的认知度增加以及各地三级医院诊治水平的提高有关；北京市的住院人次降低考虑可能与疫情管控有关。

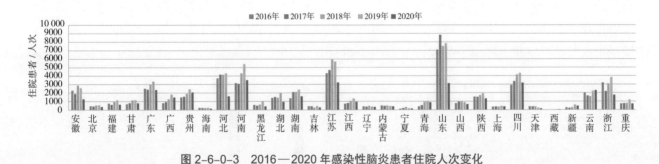

图 2-6-0-3　2016—2020 年感染性脑炎患者住院人次变化

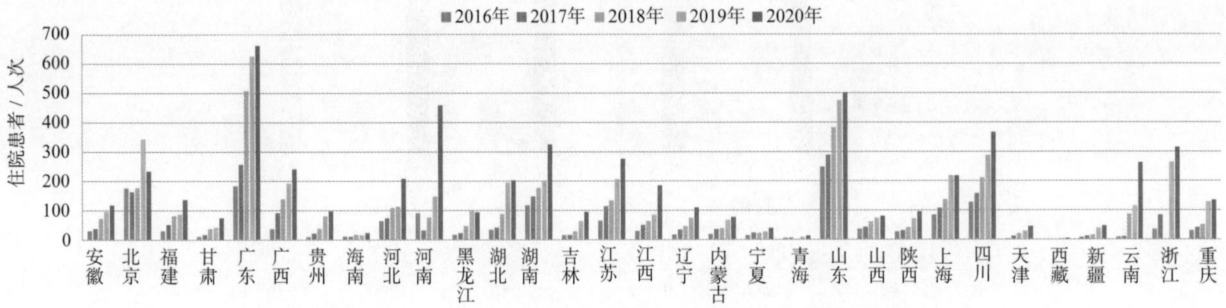

图 2-6-0-4　2016—2020 年自身免疫性脑炎患者住院人次变化

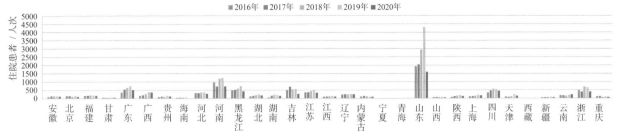

图 2-6-0-5 2016—2020 年不明原因脑炎患者住院人次变化

（二）2016—2020 年医院质量监测系统数据库脑炎患者平均住院日变化情况

2016—2019 年感染性脑炎患者的平均住院日变化不大，波动于 11 d 左右，2020 年略增长至 13 d。2016—2020 年自身免疫性脑炎患者的平均住院日变化不大，波动于 17 d 左右。2016—2020 年不明原因脑炎患者的平均住院日变化不大，波动于 9.8 ～ 11.5 d（图 2-6-0-6）。

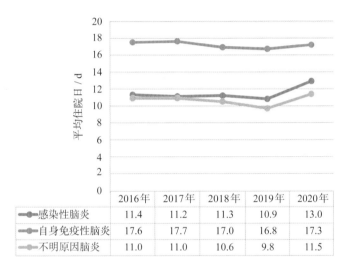

	2016年	2017年	2018年	2019年	2020年
感染性脑炎	11.4	11.2	11.3	10.9	13.0
自身免疫性脑炎	17.6	17.7	17.0	16.8	17.3
不明原因脑炎	11.0	11.0	10.6	9.8	11.5

图 2-6-0-6 2016—2020 年不同类型脑炎患者平均住院日的年度变化

（三）2016—2020 年医院质量监测系统数据库脑炎患者性别分布情况

1. 感染性脑炎患者性别分布

2016—2020 年首次因感染性脑炎住院的不同性别患者人数及性别比例的变化情况见图 2-6-0-7，男性 / 女性波动于 1.45 左右。

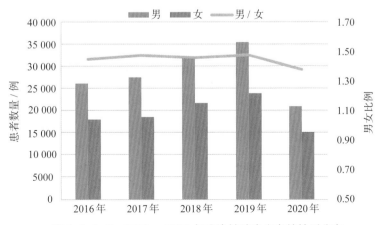

图 2-6-0-7 2016—2020 年感染性脑炎患者的性别分布

2. 自身免疫性脑炎患者性别分布

2016—2020年首次因自身免疫性脑炎住院的不同性别患者人数及性别比例的变化情况见图 2-6-0-8，男性 / 女性在 1.04 ~ 1.13 波动，自身免疫性脑炎患者中男性多于女性。

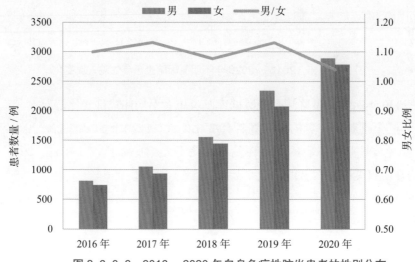

图 2-6-0-8 2016—2020 年自身免疫性脑炎患者的性别分布

3. 不明原因脑炎患者性别分布

2016—2020年首次因不明原因脑炎住院的不同性别患者人数及性别比例的变化情况见图 2-6-0-9，男性 / 女性在 1.27 ~ 1.41 波动，不明原因脑炎患者中男性多于女性。

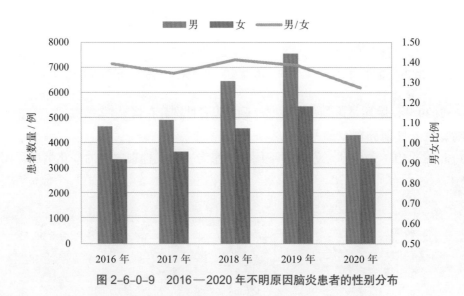

图 2-6-0-9 2016—2020 年不明原因脑炎患者的性别分布

（四）2016—2020 年医院质量监测系统数据库脑炎患者住院费用情况

1. 感染性脑炎患者住院总费用及自费情况

2016—2019 年，感染性脑炎患者人均住院费用及人均自付费用变化不大，其中人均住院费用波动于 12 000 元左右，人均自付费用波动于 4200 ~ 4900 元。2020 年人均住院费用及人均自付费用均较前明显增加，达到 18 000 元及 7400 元左右（图 2-6-0-10）。

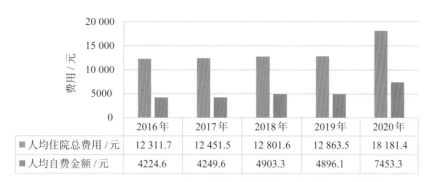

	2016年	2017年	2018年	2019年	2020年
■ 人均住院总费用 / 元	12 311.7	12 451.5	12 801.6	12 863.5	18 181.4
■ 人均自费金额 / 元	4224.6	4249.6	4903.3	4896.1	7453.3

图 2-6-0-10 2016—2020 年感染性脑炎患者住院总费用及自费情况

2. 自身免疫性脑炎患者住院总费用及自费情况

2016—2020 年，自身免疫性脑炎患者人均住院费用及人均自付费用变化不大，其中人均住院费用波动于 35 000 元左右，人均自付费用波动于 15 000 元左右（图 2-6-0-11）。

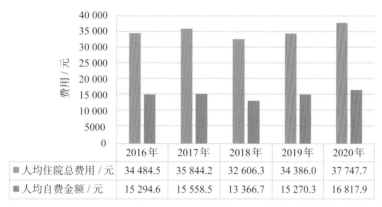

	2016年	2017年	2018年	2019年	2020年
■ 人均住院总费用 / 元	34 484.5	35 844.2	32 606.3	34 386.0	37 747.7
■ 人均自费金额 / 元	15 294.6	15 558.5	13 366.7	15 270.3	16 817.9

图 2-6-0-11 2016—2020 年自身免疫性脑炎患者住院总费用及自费情况

3. 不明原因脑炎患者住院总费用及自费情况

2016—2019 年，不明原因脑炎患者人均住院费用及人均自付费用变化不大，其中人均住院费用波动于 14 000 元左右，人均自付费用波动于 6200 元左右。2020 年人均住院费用及人均自付费用均较前明显增加，达到 19 000 元及 8400 元左右（图 2-6-0-12）。

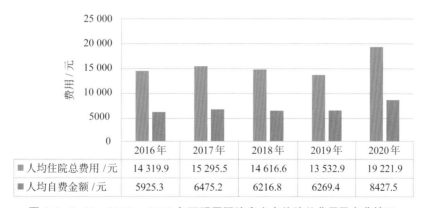

	2016年	2017年	2018年	2019年	2020年
■ 人均住院总费用 / 元	14 319.9	15 295.5	14 616.6	13 532.9	19 221.9
■ 人均自费金额 / 元	5925.3	6475.2	6216.8	6269.4	8427.5

图 2-6-0-12 2016—2020 年不明原因脑炎患者住院总费用及自费情况

（五）2016—2020年医院质量监测系统数据库脑炎患者医保支付方式的变化

1. 感染性脑炎患者付费方式的变化

2016—2020年感染性脑炎患者付费方式变化见图2-6-0-13。患者支付方式中新型农村合作医疗保险、全自费、商业医疗保险的比例逐年下降，而城镇居民基本医疗保险（城镇职工基本医疗保险＋城乡居民基本医疗保险）的比例逐年升高，这得益于国家医疗保险政策的保障。新型农村合作医疗保险、商业医疗保险的比例减少与部分新型农村合作医疗保险、商业医疗保险转为其他类型医疗保险有关。

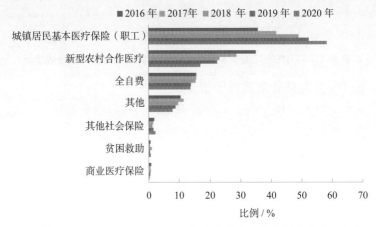

图 2-6-0-13 2016—2020 年感染性脑炎患者付费方式的变化

2. 自身免疫性脑炎患者付费方式的变化

2016—2020年自身免疫性脑炎患者付费方式变化见图2-6-0-14。患者支付方式中新型农村合作医疗保险、全自费的比例逐年下降，而城镇居民基本医疗保险（城镇职工基本医疗保险＋城乡居民基本医疗保险）、其他社会保险、贫困救助的比例逐年升高，这得益于国家医疗保险政策的保障。新型农村合作医疗保险的比例减少，与部分新型农村合作医疗保险转为其他类型医疗保险有关。

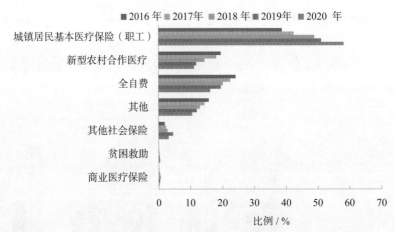

图 2-6-0-14 2016—2020 年自身免疫性脑炎患者付费方式的变化

3. 不明原因脑炎患者付费方式的变化

2016—2020年不明原因脑炎患者付费方式变化见图2-6-0-15。患者支付方式中新型农村合作医疗保险、商业医疗保险的比例逐年下降，而城镇居民基本医疗保险（城镇职工基本医疗保险＋城乡居民基本医疗保险）、贫困救助的比例逐年升高，这得益于国家医疗保险政策的保障。新型农村合作医疗保险、商业医疗保险的比例减少，与部分新型农村合作医疗保险、商业医疗保险转为其他类型医疗保险有关。

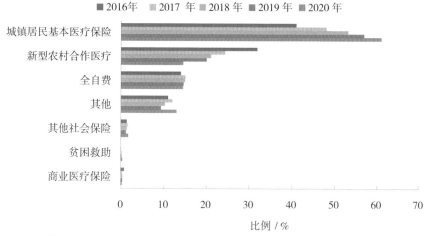

图 2-6-0-15 2016—2020 年不明原因脑炎患者付费方式的变化

（六）2016—2020 年医院质量监测系统数据库脑炎异地就诊情况

2016—2020 年感染性脑炎、自身免疫性脑炎、不明原因脑炎患者异地就诊比例的变化见图 2-6-0-16。感染性脑炎的异地就诊比例波动于 11.4% ~ 13.1%；不明原因脑炎的异地就诊比例波动于 15.0% ~ 17.0%，变化不大；自身免疫性脑炎的异地就诊比例最高，为 18.8% ~ 24.9%，呈波动性下降趋势，这种趋势可能与临床医师对该病认知度的增加有关。

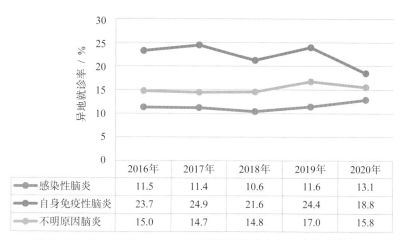

图 2-6-0-16 2016—2020 年不同类型脑炎患者异地就诊的情况

三、脑炎患者年龄分布、共患病及死亡情况分析

（一）2016—2020 年医院质量监测系统数据库脑炎患者的年龄分布情况

2020 年感染性脑炎、自身免疫性脑炎、不明原因脑炎首次住院患者的年龄分布见图 2-6-0-17。感染性脑炎和不明原因脑炎的首次住院高峰年龄为 0 ~ 4 岁，分别占当年全部病例的 18.1% 和 17.5%；自身免疫性脑炎的首次住院高峰年龄在 5 ~ 9 岁，占当年全部病例的 9.4%。2016—2020 年 HQMS 数据库中脑炎患者平均年龄的变化见图 2-6-0-18。2020 年感染性脑炎和不明原因脑炎患者平均年龄分别由 2019 年的 22.9 岁和 23.2 岁增加至 29.5 岁和 30.6 岁，这可能与就诊人数较前减少和人口老龄化有关。

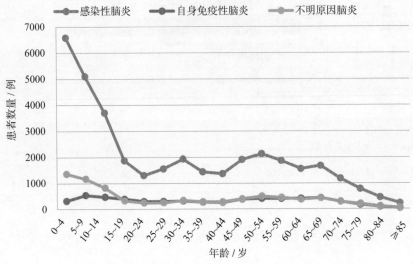

图 2-6-0-17　2020 年脑炎患者首次住院年龄分布情况

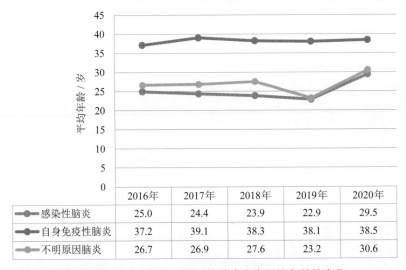

	2016年	2017年	2018年	2019年	2020年
感染性脑炎	25.0	24.4	23.9	22.9	29.5
自身免疫性脑炎	37.2	39.1	38.3	38.1	38.5
不明原因脑炎	26.7	26.9	27.6	23.2	30.6

图 2-6-0-18　2016—2020 年脑炎患者平均年龄的变化

（二）2016—2020 年医院质量监测系统数据库脑炎死亡患病情况

2016—2020 年 HQMS 数据库脑炎住院患者死亡率变化见图 2-6-0-19。2017 年自身免疫性脑炎的死亡率较高，达 1.3%，其后呈下降趋势，至 2020 年较 2019 年轻度上升；感染性脑炎和不明原因脑炎死亡率在 2020 年亦较 2019 年升高。这 3 种脑炎 2020 年的死亡率较 2019 年上升，可能与患者平均年龄增加、住院人次较前减少有关。2020 年脑炎死亡患者的年龄构成见图 2-6-0-20。感染性脑炎、不明原因脑炎死亡高峰年龄分别在 60 ~ 64 岁（9.2%）和 0 ~ 4 岁（16.2%），自身免疫性脑炎的死亡高峰年龄有 2 个，分别为 20 ~ 24 岁和 65 ~ 69 岁，均占 11.3%。2016—2020 年脑炎住院死亡患者共患病情况见图 2-6-0-21 至图 2-6-0-23，排名前 4 的共患病分别为代谢紊乱、缺血缺氧性脑病、呼吸衰竭和肺部感染。

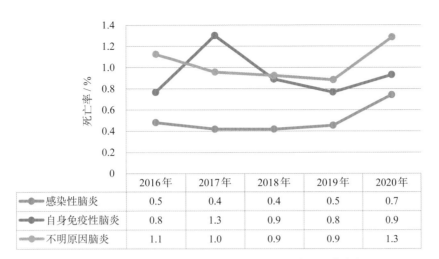

	2016年	2017年	2018年	2019年	2020年
感染性脑炎	0.5	0.4	0.4	0.5	0.7
自身免疫性脑炎	0.8	1.3	0.9	0.8	0.9
不明原因脑炎	1.1	1.0	0.9	0.9	1.3

图 2-6-0-19 2016—2020 年脑炎住院患者死亡率变化

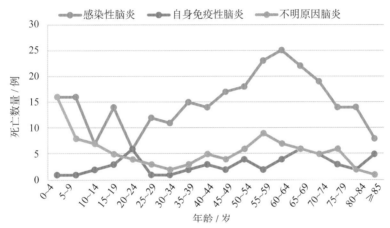

图 2-6-0-20 2020 年脑炎死亡患者的年龄构成

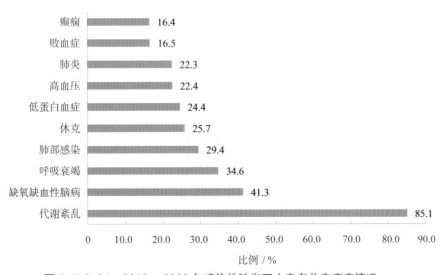

图 2-6-0-21 2016—2020 年感染性脑炎死亡患者共患疾病情况

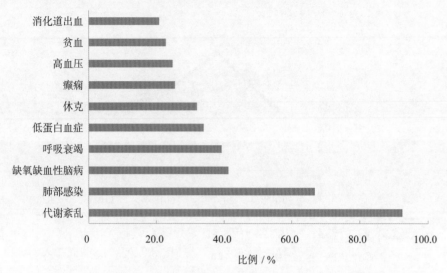

图 2-6-0-22　2016—2020 年自身免疫性脑炎死亡患者共患疾病情况

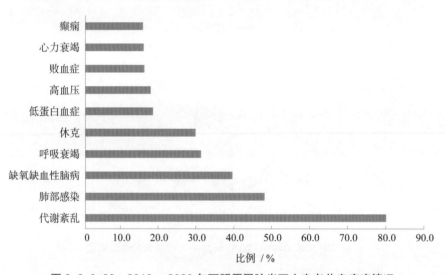

图 2-6-0-23　2016—2020 年不明原因脑炎死亡患者共患疾病情况

扫码观看内容解读

脑炎医疗质量数据分析

（彭玉晶，魏玉桢，王佳伟，张星虎）

第三部分

神经外科专业医疗质量数据分析

第一章

颅脑肿瘤医疗质量数据分析

颅脑肿瘤严重威胁我国人民群众身心健康，具有高致残率，高复发率和高死亡率等特点。2017年脑肿瘤跃升为肿瘤死因第8位。既往神经外科疾病医疗质量控制分散在不同专业的质控工作中，未建立整体的质控体系。以神经外科疾病为中心，涉及疾病医疗服务多节点、多环节、多学科的国家神经外科医疗质量控制体系亟待建立。2018年，随着国家神经系统疾病医疗质量控制中心的成立，神经外科专科质控工作进入正规、高速的发展阶段。

2020年虽然受到了新型冠状病毒肺炎疫情的影响，但神经外科脑肿瘤质控专家组仍在以下重点领域开展了工作：①加强病案首页信息填报的规范化培训，严格依据国际公认标准进行ICD编码；②针对患者住院期间感染发生率居高不下的现状，通过NCIS开展胶质瘤与脑膜瘤患者住院期间感染发生的现况调查，明确手术后感染的发生率，提出针对性质量的治疗改进措施；③开展胶质瘤及脑膜瘤非计划二次手术发生状况的现状调查，明确患者1个住院周期内接受多次手术的原因，完成统计学分析后提请全国神经外科亚专业专家委员会讨论，依托全国及各省级质控中心进行专项手术质量改进多中心研究。统计结果提示在胶质瘤和脑膜瘤两个重点专病中，专项质控工作取得了丰硕成果。

第一节　胶质瘤医疗质量数据分析

一、总体情况

针对胶质瘤单病种，根据国家卫生健康委员会发布的单病种质控指标内容，统计2020年全国各省级行政区（不包括港、澳、台地区）共计308所二级医院，1033所三级医院收治的胶质瘤患者57 953例以及完成的胶质瘤切除手术30 647台（表3-1-1-1）。患者入院总数前5位的省级行政区为广东省（5491例）、河南省（4762例）、上海市（4714例）、山东省（4390例）和四川省（3315例）。以常住人口标准化后，相对诊疗数量（以北京相对诊疗数量为1）前5位省级行政区为上海市（1.36）、北京市（1.00）、天津市（0.47）、河南省（0.34）和吉林省（0.33）。手术数量前5位省级行政区为上海市（3668例）、北京市（2812例）、广东省（2451例）、山东省（2090例）和河南省（2064例）。入院胶质瘤手术率前5位省级行政区为北京市（91.87%）、上海市（77.81%）、福建省（59.63%）、湖南省（58.09%）和天津市（57.43%）（图3-1-1-1至图3-1-1-4）。统计2016—2020年HQMS平台中各年度收治患者数量（图3-1-1-5）和手术患者数量（图3-1-1-6），可见2020年胶质瘤单病种收治数量较2019年增加了348%。对于单病种诊疗数量的大幅提升，无法用发病率增加解释，应与2019年国家神经系统疾病质控中心加强脑肿瘤ICD编码专项培训后，病案首页ICD诊断的填报准确率明显上升有关。

全国胶质瘤患者异地就诊情况见图 3-1-1-7，其中上海市（2811 例）的异地就诊患者数量最多，其次为北京市（2242 例），提示这两个城市是胶质瘤患者异地求医的首选，接纳了大量的外地患者。

表 3-1-1-1 各省级行政区 2020 年 HQMS 数据库胶质瘤诊疗数量

省级行政区	收治数量／例	手术数量／例	总人口数／万人	相对诊疗数量	相对诊疗数量的全国排名
安徽	1720	725	6102	0.20	22
北京	3061	2812	2189	1.00	2
福建	1303	777	4154	0.22	18
甘肃	700	274	2502	0.20	24
广东	5491	2451	12 601	0.31	7
广西	1680	912	5013	0.24	17
贵州	961	537	3856	0.18	27
海南	242	127	1008	0.17	28
河北	2024	1014	7461	0.19	25
河南	4762	2064	9937	0.34	4
黑龙江	895	417	3185	0.20	23
湖北	2484	1374	5775	0.31	9
湖南	2508	1457	6644	0.27	13
吉林	1126	568	2407	0.33	5
江苏	2899	1586	8475	0.24	16
江西	1558	577	4519	0.25	15
辽宁	1509	822	4259	0.25	14
内蒙古	522	149	2405	0.16	29
宁夏	225	106	720	0.22	19
青海	115	17	592	0.14	30
山东	4390	2090	10 153	0.31	8
山西	1076	557	3492	0.22	20
陕西	1046	428	3953	0.19	26
上海	4714	3668	2487	1.36	1
四川	3315	1595	8367	0.28	11
天津	902	518	1387	0.47	3
西藏	16	9	365	0.03	31
新疆	1038	487	2585	0.29	10
云南	1808	739	4721	0.27	12
浙江	2943	1410	6457	0.33	6
重庆	920	380	3205	0.21	21

注：各省人口数据来自《2021 中国统计年鉴》中 2020 年末人口数。相对诊疗数量为收治人数／人口总数，再以北京为 1，计算相对诊疗数量。

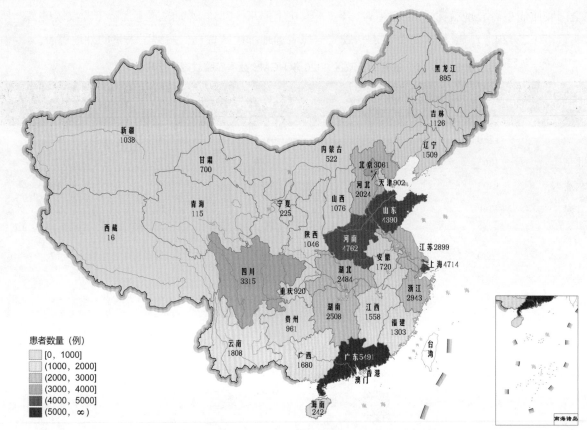

患者数量（例）
[0, 1000]
(1000, 2000]
(2000, 3000]
(3000, 4000]
(4000, 5000]
(5000, ∞)

地图中数据不包含我国港、澳、台地区。数据来源于医院质量监测系统（HQMS）。

图 3-1-1-1　2020 年各省胶质瘤住院患者数量分布

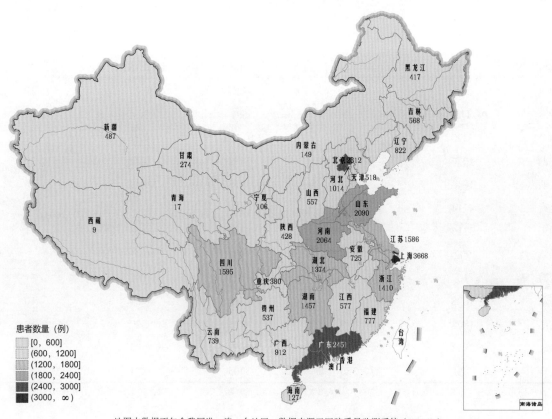

患者数量（例）
[0, 600]
(600, 1200]
(1200, 1800]
(1800, 2400]
(2400, 3000]
(3000, ∞)

地图中数据不包含我国港、澳、台地区。数据来源于医院质量监测系统（HQMS）。

图 3-1-1-2　2020 年各省胶质瘤手术患者数量分布

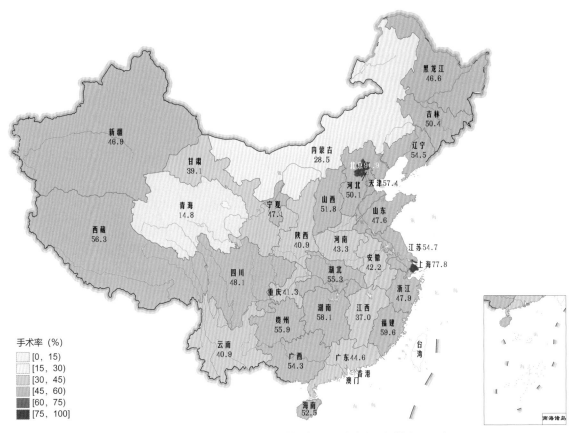

地图中数据不包含我国港、澳、台地区。数据来源于医院质量监测系统（HQMS）。

图 3-1-1-3　2020 年各省胶质瘤手术率分布

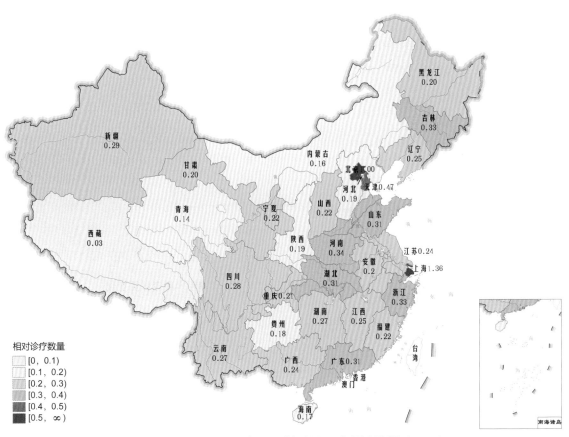

地图中数据不包含我国港、澳、台地区。数据来源于医院质量监测系统（HQMS）。

图 3-1-1-4　2020 年各省胶质瘤相对诊疗数量分布

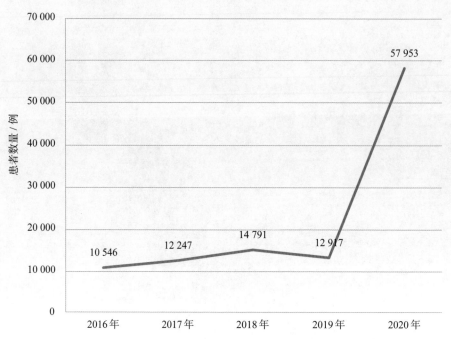

图 3-1-1-5 2016—2020 年 HQMS 数据库胶质瘤收治患者数量变化

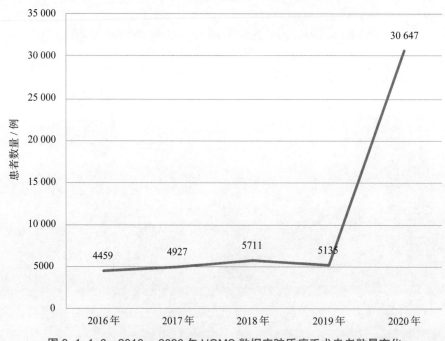

图 3-1-1-6 2016—2020 年 HQMS 数据库胶质瘤手术患者数量变化

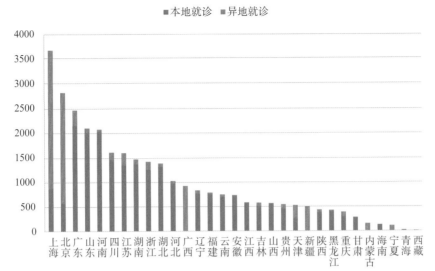

■本地就诊　■异地就诊

图 3-1-1-7　2020 年 HQMS 数据库各省级行政区胶质瘤手术患者异地就诊情况

二、胶质瘤手术患者人口学特征

2020 年 HQMS 数据库胶质瘤手术患者人口学特征如下：手术患者总数为 30 647 例，平均年龄 45.3 岁，其中男性 57%，女性 43%，男性患者明显多于女性患者。胶质瘤发病年龄呈"双峰"分布，发病高峰为 5 ~ 14 岁和 50 ~ 54 岁（图 3-1-1-8）。对比 2016—2019 年，2020 年全国胶质瘤手术患者的人口学特征变化不明显，平均年龄有所增加（表 3-1-1-2）。各省级行政区数据分析显示，不同地区胶质瘤患者的平均发病年龄均在 45 岁左右（图 3-1-1-9），性别分布大致相同，多数地区为男性患者多于女性患者（图 3-1-1-10）。

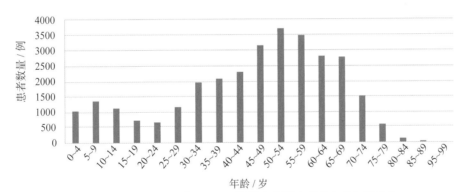

图 3-1-1-8　2020 年 HQMS 数据库胶质瘤手术患者年龄分布

表 3-1-1-2　2016—2020 年 HQMS 数据库胶质瘤手术患者人口学特征

年份	平均年龄 / 岁	男性 / 例（%）	女性 / 例（%）
2016 年	40.6	2578（57.8）	1881（42.2）
2017 年	40.5	2850（57.8）	2077（42.2）
2018 年	42.0	3403（59.6）	2308（40.4）
2019 年	42.2	3008（58.6）	2127（41.4）
2020 年	45.3	17 416（56.8）	13 231（43.2）
合计	42.1	29 255（58.9）	21 624（41.1）

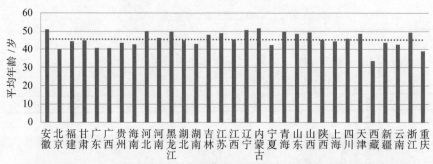

图 3-1-1-9 2020 年 HQMS 数据库各省级行政区胶质瘤手术患者年龄分布

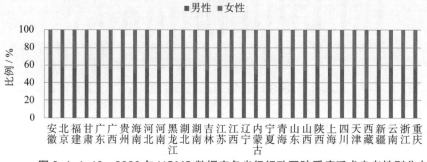

图 3-1-1-10 2020 年 HQMS 数据库各省级行政区胶质瘤手术患者性别分布

三、胶质瘤手术患者疗效总体评价

2020 年 HQMS 数据库中胶质瘤手术患者的病死率较低，全国平均为 0.8%，而 2019 年全国病死率平均为 1.8%，提示 2019 年国家神经系统疾病医疗质量中心神经外科亚专业开展脑肿瘤专项质控后，胶质瘤手术患者的病死率大幅度降低，反映了我国整体胶质瘤治疗水平的提高（图 3-1-1-11、图 3-1-1-12、表 3-1-1-3）。但内蒙古自治区（2.0%）、云南省（1.9%）、广东省（1.6%）、辽宁省（1.6%）等地区的胶质瘤手术患者病死率仍较高，提示这些地区在后续的胶质瘤专项质控工作中应被重点关注（图 3-1-1-13）。胶质瘤手术患者全国平均医嘱离院率为 91.8%，除四川省外，各地区手术患者医嘱离院率均保持在 80% 以上，其中 18 个省级行政区达到了 90%（图 3-1-1-14）。绝大部分患者经过治疗后医嘱离院，表明这些患者在医院接受了完整的疾病治疗并达到了出院的标准。

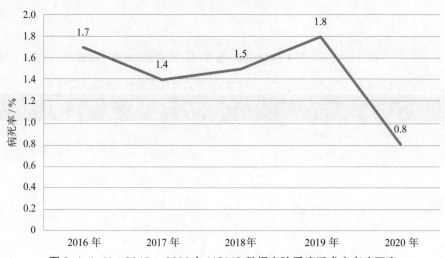

图 3-1-1-11 2016—2020 年 HQMS 数据库胶质瘤手术患者病死率

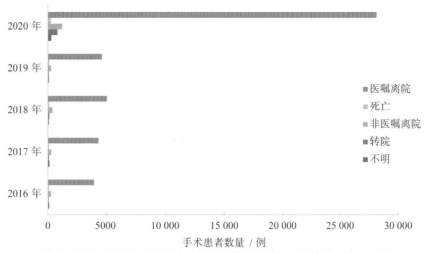

图 3-1-1-12 2016—2020 年 HQMS 数据库胶质瘤手术患者出院结局

表 3-1-1-3 2020 年 HQMS 数据库各省级行政区胶质瘤手术患者病死率

省级 行政区	患者 数量 / 例	病死 人数 / 例	病死率 / %	省级 行政区	手术患者 数 / 例	病死 人数 / 例	病死率 / %
安徽	725	4	0.6	辽宁	822	13	1.6
北京	2812	15	0.5	内蒙古	149	3	2.0
福建	777	2	0.3	宁夏	106	—	—
甘肃	274	—	—	青海	17	—	—
广东	2451	39	1.6	山东	2090	17	0.8
广西	912	11	1.2	山西	557	1	0.2
贵州	537	5	0.9	陕西	428	2	0.5
海南	127	—	—	上海	3668	15	0.4
河北	1014	6	0.6	四川	1595	18	1.1
河南	2064	8	0.4	天津	518	2	0.4
黑龙江	417	4	1.0	西藏	9	—	—
湖北	1374	17	1.2	新疆	487	5	1.0
湖南	1457	5	0.3	云南	739	14	1.9
吉林	568	7	1.2	浙江	1410	7	0.5
江苏	1586	5	0.3	重庆	380	3	0.8
江西	577	7	1.2				

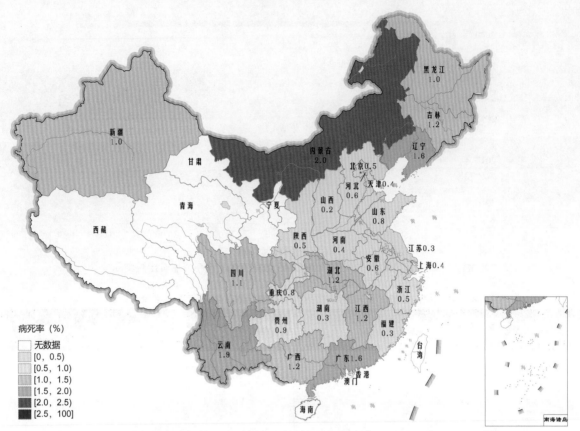

地图中数据不包含我国港、澳、台地区。数据来源于医院质量监测系统（HQMS）。

图 3-1-1-13　2020 年各省胶质瘤手术患者病死率分布

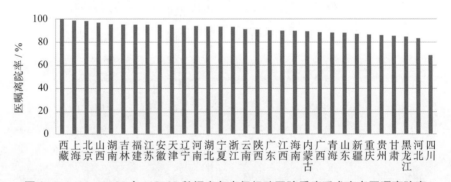

图 3-1-1-14　2020 年 HQMS 数据库各省级行政区胶质瘤手术患者医嘱离院率

四、胶质瘤手术患者医疗过程分析

2020 年 HQMS 数据库全国住院手术的胶质瘤患者医疗过程情况如下：平均住院日为 23.3 d，相比于 2019 年（25.8 d）缩短了 2.5 d（图 3-1-1-15），是自 2016 年度以来最大幅度下降；平均术前等待时间 5.8 d，较 2019 年（6.3 d）缩短了 0.5 d（图 3-1-1-16）；胶质瘤二次手术率为 6.4%，比 2019 年（10.9%）下降了 4.5 个百分点，下降幅度较大（图 3-1-1-17）；平均输血率为 33.1%，相比于 2019 年（34.8%）下降了 1.7 个百分点（图 3-1-1-18）。对比 2016—2020 年胶质瘤患者的医疗过程分析指标，重点质控项目均有明显改善，这表明经过专项质控调研整改后，我国胶质瘤的整体手术诊疗水平有较大提升。

　　各省级行政区胶质瘤手术患者的平均住院日相差比较大（18 ～ 37 d），以青海省（36.5 d）、新疆维吾尔自治区（33.1 d）及西藏自治区（31.3 d）等地区较长，而吉林省（19.8 d）、上海市（19.2 d）、北京市（18.6 d）较短（图 3-1-1-19）；术前等待时间总体差别不大，个别地区术前等待时间较长，如青海省（12.9 d），而黑龙江省（5.1 d）、北京市（4.6 d）、吉林省（3.5 d）等地区较短（图 3-1-1-20）；手术患者二次手术率较高的地区为广西壮族自治区（17.5%）、贵州省（13.4%）、湖北省（12.9%），较低的地区为上海市（2.0%）、天津市（1.5%）、辽宁省（1.2%）（图 3-1-1-21）；手术输血率各地区差别较大，其中天津市（58.7%）、河南省（57.6%）、贵州省（56.8%）较高，福建省（20.1%）、北京市（17.3%）、浙江省（15.1%）较低（图 3-1-1-22）。

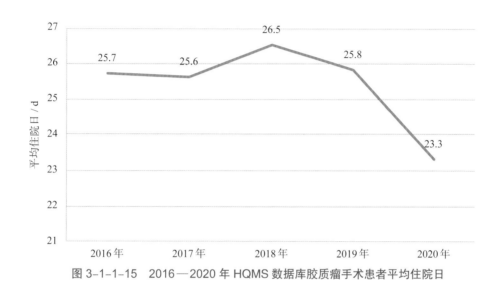

图 3-1-1-15　2016—2020 年 HQMS 数据库胶质瘤手术患者平均住院日

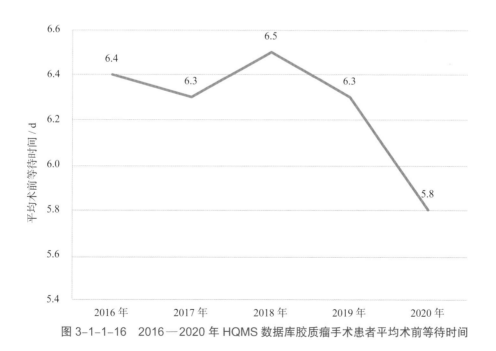

图 3-1-1-16　2016—2020 年 HQMS 数据库胶质瘤手术患者平均术前等待时间

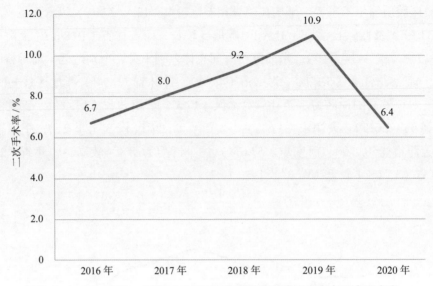

图 3-1-1-17 2016—2020 年 HQMS 数据库胶质瘤手术患者二次手术率

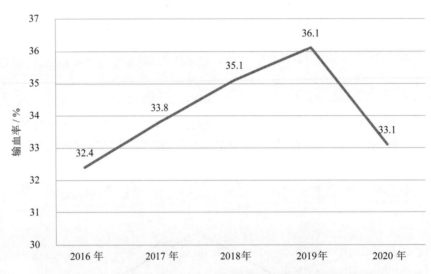

图 3-1-1-18 2016—2020 年 HQMS 数据库胶质瘤手术患者输血率

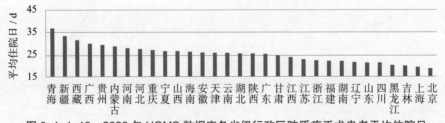

图 3-1-1-19 2020 年 HQMS 数据库各省级行政区胶质瘤手术患者平均住院日

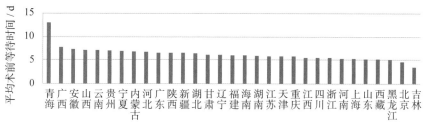

图 3-1-1-20　2020 年 HQMS 数据库各省级行政区胶质瘤手术患者术前等待时间

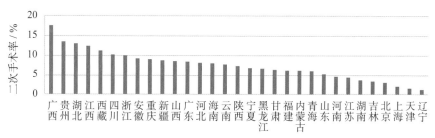

图 3-1-1-21　2020 年 HQMS 数据库各省级行政区胶质瘤手术患者二次手术率

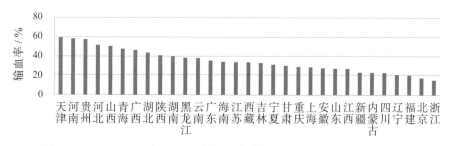

图 3-1-1-22　2020 年 HQMS 数据库各省级行政区胶质瘤手术患者输血率

五、胶质瘤手术患者住院期间感染发生率及抗菌药物使用情况

2020 年 HQMS 数据库全国胶质瘤手术患者术后平均感染率为 13.9%，相比 2019 年（25.2%）下降了 11.3 个百分点，下降率近 50%（图 3-1-1-23），提示二次手术率和手术感染率这两项脑肿瘤重点质控指标均有大幅改进。对比各省级行政区胶质瘤手术患者术后感染率，发现海南省、宁夏回族自治区、云南省术后感染率较高（＞40%），而上海市、辽宁省、北京市、黑龙江省等地区术后感染率相对较低（图 3-1-1-24、表 3-1-1-4）。此外，2020 年全国平均抗菌药物费用为 2947.1 元，而 2019 年为 5117.9 元，下降了 42.4%（图 3-1-1-25），这与上述胶质瘤手术患者术后平均感染率变化相符。各地区抗菌药物费用相差较大，其中吉林省超过了 10 000 元，且部分省级行政区的抗菌药物使用情况并不与该地区的术后感染率呈一致趋势（图 3-1-1-26）。

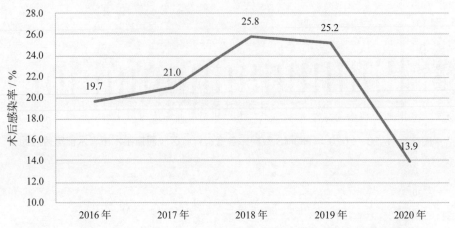

图 3-1-1-23　2016—2020 年 HQMS 数据库胶质瘤手术患者术后平均感染率

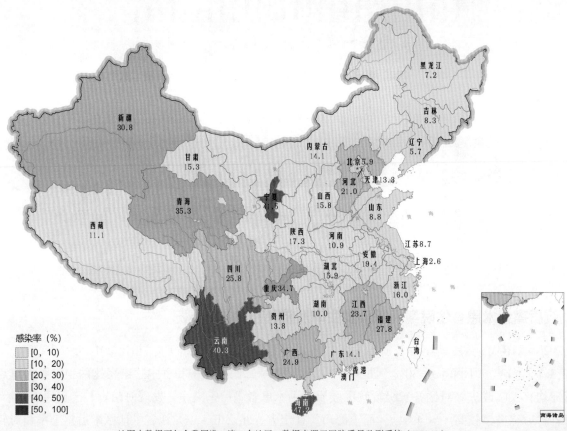

地图中数据不包含我国港、澳、台地区。数据来源于医院质量监测系统（HQMS）。

图 3-1-1-24　2020 年各省胶质瘤手术患者术后感染率分布

表 3-1-1-4　2020 年 HQMS 数据库各省级行政区胶质瘤手术患者住院期间感染发生率

省级行政区	感染发生率 / %	省级行政区	感染发生率 / %	省级行政区	感染发生率 / %
安徽	19.4	湖北	15.9	陕西	17.3
北京	5.9	湖南	10.0	上海	2.6
福建	27.8	吉林	8.3	四川	25.8
甘肃	15.3	江苏	8.7	天津	13.3
广东	14.1	江西	23.7	西藏	11.1

省级行政区	感染发生率 / %	省级行政区	感染发生率 / %	省级行政区	感染发生率 / %
广西	24.9	辽宁	5.7	新疆	30.8
贵州	13.8	内蒙古	14.1	云南	40.3
海南	47.2	宁夏	41.5	浙江	16.0
河北	21.0	青海	35.3	重庆	34.7
河南	10.9	山东	8.8		
黑龙江	7.2	山西	15.8		

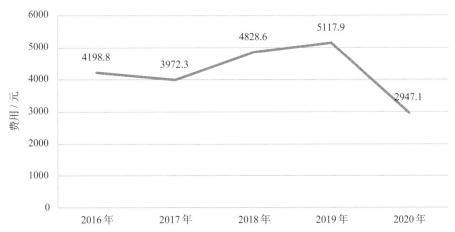

图 3-1-1-25　2016—2020 年 HQMS 数据库胶质瘤手术患者术后抗菌药物费用

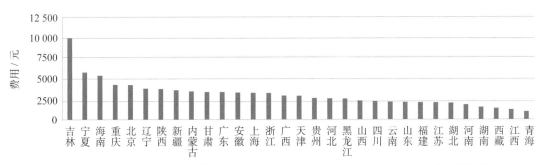

图 3-1-1-26　2020 年 HQMS 数据库各省级行政区胶质瘤手术患者术后抗菌药物费用情况

六、胶质瘤手术患者卫生经济学分析

2020 年 HQMS 数据库全国胶质瘤手术患者人均住院总费用为 85 089.6 元，人均自付费用为 33 014.9 元，相比于 2019 年的人均住院总费用 92 983.9 元，人均自付费用 39 357.2 元，分别降低了 8.4%（图 3-1-1-27）和 16.1%（图 3-1-1-28），提示胶质瘤单病种医药费得到了有效控制。在住院费用支付方式方面，以城镇职工基本医疗保险、城镇居民基本医疗保险和新型农村合作医疗保险这 3 类支付形式为主

（图3-1-1-29）。各省级行政区胶质瘤手术患者人均住院总费用情况不尽相同，其中广东省的人均住院总费用（114 847.6元）最高（表3-1-1-5、图3-1-1-30）；而人均自付费用以吉林省（59 972.2元）为最高（表3-1-1-6、图3-1-1-31）；大部分地区的付款方式与全国总体的付款方式分布情况相同，以医疗保险支付为主，上海市等地区自费则占比较大（图3-1-1-32）。

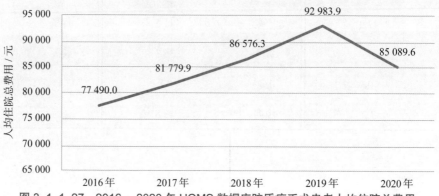

图 3-1-1-27　2016—2020 年 HQMS 数据库胶质瘤手术患者人均住院总费用

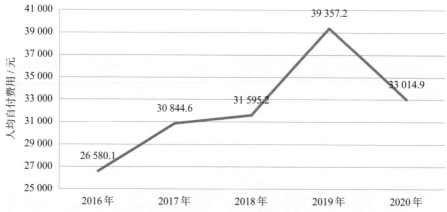

图 3-1-1-28　2016—2020 年 HQMS 数据库胶质瘤手术患者人均自付费用

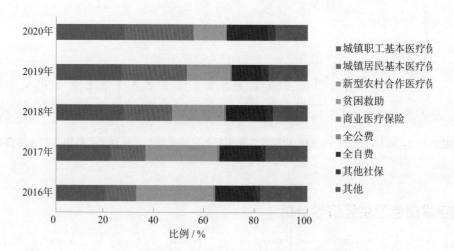

图 3-1-1-29　2016—2020 年 HQMS 数据库胶质瘤手术患者付款方式分布

表 3-1-1-5　2020 年 HQMS 数据库各省级行政区胶质瘤手术患者人均住院总费用

省级行政区	人均住院总费用 / 元	省级行政区	人均住院总费用 / 元	省级行政区	人均住院总费用 / 元
安徽	73 863.9	湖北	95 052.3	陕西	87 749.9
北京	84 181.6	湖南	83 898.9	上海	86 755.8
福建	77 499.4	吉林	102 769.0	四川	73 080.1
甘肃	78 672.6	江苏	84 922.5	天津	96 598.6
广东	114 847.6	江西	78 385.2	西藏	104 341.1
广西	76 855.5	辽宁	82 678.8	新疆	109 685.1
贵州	83 045.0	内蒙古	69 346.7	云南	64 942.0
海南	70 685.3	宁夏	69 517.8	浙江	69 361.7
河北	84 749.3	青海	85 023.4	重庆	94 653.3
河南	90 330.3	山东	69 601.6		
黑龙江	72 816.3	山西	81 865.6		

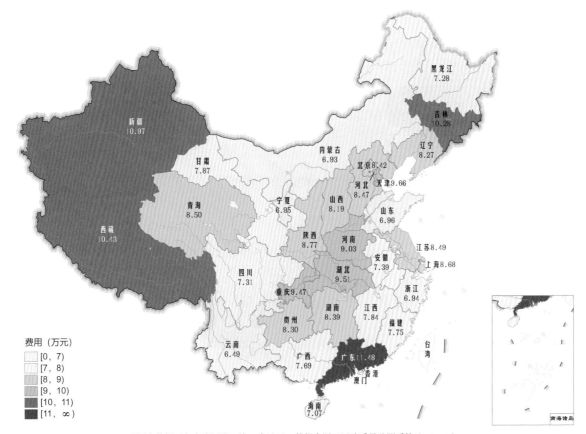

地图中数据不包含我国港、澳、台地区。数据来源于医院质量监测系统（HQMS）。

图3-1-1-30　2020 年各省胶质瘤手术患者住院总费用分布

表 3-1-1-6　2020 年 HQMS 数据库各省级行政区胶质瘤手术患者人均自付费用

省级行政区	人均自付费用 / 元	省级行政区	人均自付费用 / 元	省级行政区	人均自付费用 / 元
安徽	18 552.9	湖北	40 431.6	陕西	42 350.2
北京	43 105.0	湖南	50 480.8	上海	18 851.2
福建	52 384.4	吉林	59 972.2	四川	28 668.9
甘肃	27 647.6	江苏	27 712.9	天津	20 627.2
广东	48 576.5	江西	38 483.4	西藏	—
广西	28 534.4	辽宁	42 304.2	新疆	49 406.3
贵州	18 850.9	内蒙古	23 853.1	云南	4373.4
海南	24 663.4	宁夏	44 328.8	浙江	20 825.3
河北	19 472.9	青海	38 711.3	重庆	52 053.4
河南	38 033.5	山东	28 056.9		
黑龙江	27 867.3	山西	15 962.2		

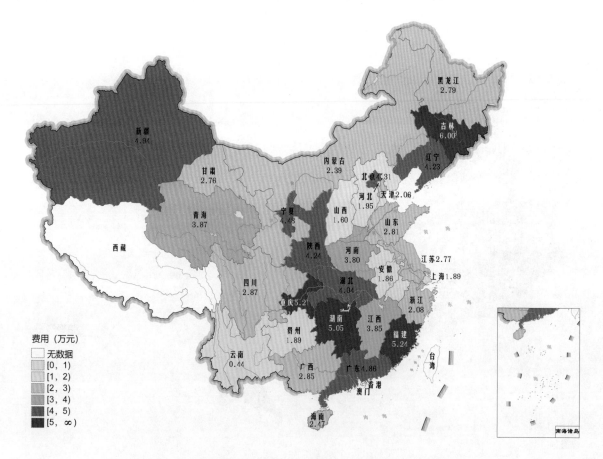

地图中数据不包含我国港、澳、台地区。数据来源于医院质量监测系统（HQMS）。

图 3-1-1-31　2020 年各省胶质瘤手术患者自付费用分布

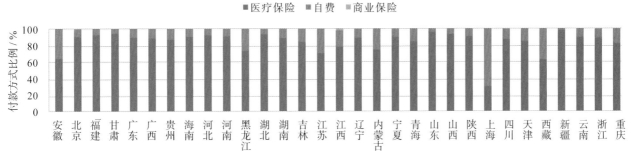

图 3-1-1-32　2020 年 HQMS 数据库各省级行政区胶质瘤手术患者付款方式

七、胶质瘤手术患者一次性耗材使用情况

2020 年 HQMS 数据库全国胶质瘤手术患者一次性医疗耗材主要用于手术（17 932.1 元）、治疗（4965.1 元）、检查（802.5 元）这 3 个方面。相比于 2016—2019 年度，5 年来出现首次下降（图 3-1-1-33）。

各省级行政区胶质瘤手术患者医疗耗材费用及比例的数据统计显示，大部分地区的医疗耗材费用主要集中在手术方面，其次是治疗方面（图 3-1-1-34）。此外还有部分地区的耗材主要体现在检查或治疗方面，表明部分患者人群倾向于向上级医院转诊进行手术。手术耗材费用较高的地区为吉林省（35 841.6 元）、广东省（30 996.4 元）。这与上文这些地区住院总费用高，人均自付费用高的结果一致。

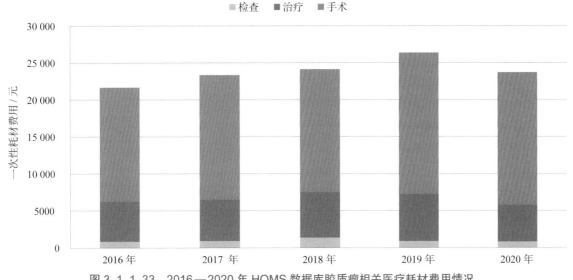

图 3-1-1-33　2016—2020 年 HQMS 数据库胶质瘤相关医疗耗材费用情况

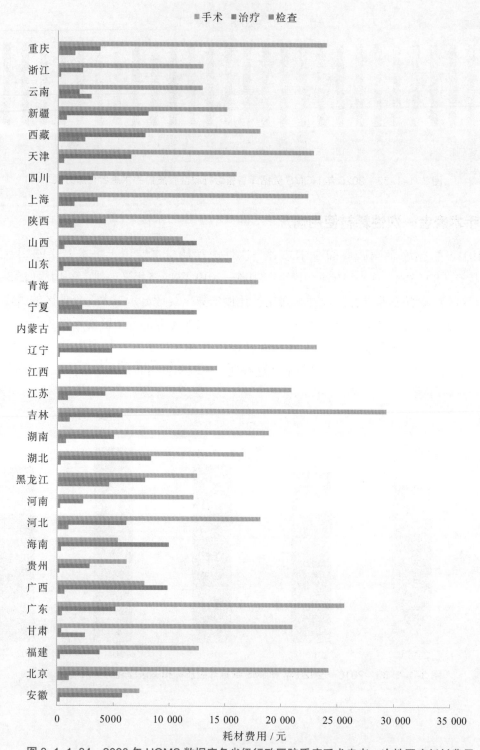

图 3-1-1-34 2020 年 HQMS 数据库各省级行政区胶质瘤手术患者一次性医疗耗材费用

第二节　脑膜瘤医疗质量数据分析

一、总体情况

针对脑脑膜瘤单病种，根据国家卫生健康委发布的医疗质量控制指标，统计 2020 年全国各省级行政区（不包括港、澳、台地区）共计 595 所二级医院，1197 所三级医院收治的脑膜瘤患者 86 293 例以及完成的脑膜瘤切除手术 36 702 台（表 3-1-2-1）。患者入院总数前 5 位省级行政区为山东省（7561 例）、广东省（7246 例）、河南省（6697 例）、上海市（4691 例）和四川省（4641 例）。以常驻人口标准化后，相对诊疗数量（以北京市相对诊疗数量为 1）前 5 位省级行政区为上海市（1.50）、北京市（1.00）、山东省（0.59）、天津市（0.59）和浙江省（0.55）；手术数量前 5 位省级行政区为上海市（3449 例）、广东省（2878 例）、山东省（2745 例）、河南省（2440 例）和北京市（2233 例）；入院脑膜瘤手术率前 5 位省级行政区为北京市（81%）、上海市（74%）、吉林省（63%）、天津市（61%）和西藏自治区（58%）（图 3-1-2-1 至图 3-1-2-4）。统计 2016—2020 年 HQMS 平台中各年度收治患者数量（图 3-1-2-5）和手术患者数量（图 3-1-2-6），可见 2020 年脑膜瘤单病种收治患者数量较 2019 年增加 851%，手术数量增加了 282%。对于单病种诊疗数量的大幅提升，无法用发病率增加解释，应与 2019 年国家神经系统疾病质控中心加强脑肿瘤 ICD 编码专项培训后，各家医院对病历首页 ICD 诊断的填报准确率上升有关。

全国各省级行政区脑膜瘤患者异地就诊情况见图 3-1-2-7，其中上海市（2519 例）是患者异地就诊数量最多的城市，其次为北京市（1712 例），表明这两个城市是脑膜瘤患者异地就诊的首选，接纳了大量外地患者。

表 3-1-2-1　2020 年 HQMS 数据库各省级行政区脑膜瘤诊疗数量

省级行政区	收治数量 / 例	手术数量 / 例	总人口数 / 万人	相对诊疗数量	相对诊疗数量的全国排名
安徽	2899	1174	6102	0.38	28
北京	2745	2233	2189	1.00	2
福建	2450	1171	4154	0.47	10
甘肃	1459	496	2502	0.47	12
广东	7246	2878	12 601	0.46	15
广西	2460	973	5013	0.39	24
贵州	1761	573	3856	0.36	31
海南	487	175	1008	0.39	25
河北	4384	1239	7461	0.47	11
河南	6697	2440	9937	0.54	6
黑龙江	1514	771	3185	0.38	27
湖北	3324	1460	5775	0.46	14
湖南	3962	1622	6644	0.48	8
吉林	1327	830	2407	0.44	19
江苏	4579	2208	8475	0.43	20
江西	2117	768	4519	0.37	30
辽宁	2465	1155	4259	0.46	13
内蒙古	1222	313	2405	0.41	22

省级行政区	收治数量/例	手术数量/例	总人口数/万人	相对诊疗数量	相对诊疗数量的全国排名
宁夏	429	162	720	0.48	9
青海	299	86	592	0.40	23
山东	7561	2745	10 153	0.59	3
山西	1958	723	3492	0.45	17
陕西	2262	537	3953	0.46	16
上海	4691	3449	2487	1.50	1
四川	4641	2007	8367	0.44	18
天津	1023	624	1387	0.59	4
西藏	38	22	365	0.08	32
新疆	1322	419	2585	0.41	21
云南	2975	932	4721	0.50	7
浙江	4458	2060	6457	0.55	5
重庆	1538	457	3205	0.38	26

注：各省人口数据来自《2021中国统计年鉴》中2020年末人口数；相对诊疗数量为收治人数/人口总数，再以北京为1，计算相对诊疗数量。

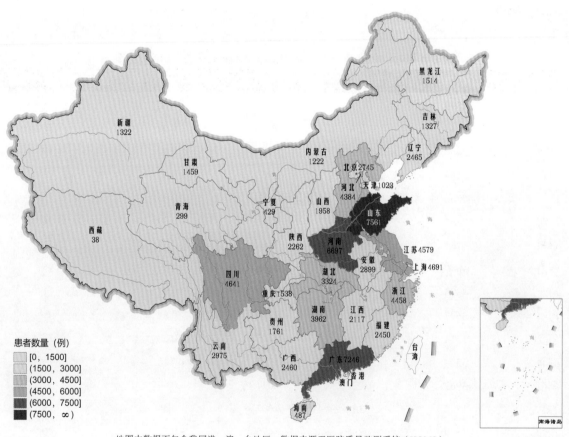

患者数量（例）
- [0, 1500]
- (1500, 3000]
- (3000, 4500]
- (4500, 6000]
- (6000, 7500]
- (7500, ∞)

地图中数据不包含我国港、澳、台地区。数据来源于医院质量监测系统（HQMS）。

图3-1-2-1 2020年各省收治脑膜瘤患者数量

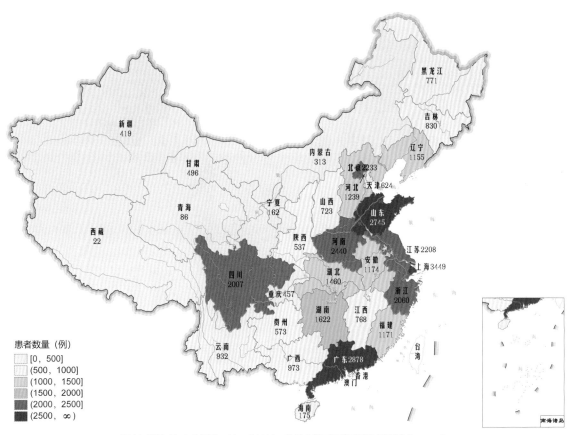

地图中数据不包含我国港、澳、台地区。数据来源于医院质量监测系统（HQMS）。

图 3-1-2-2　2020 年各省脑膜瘤手术患者数量

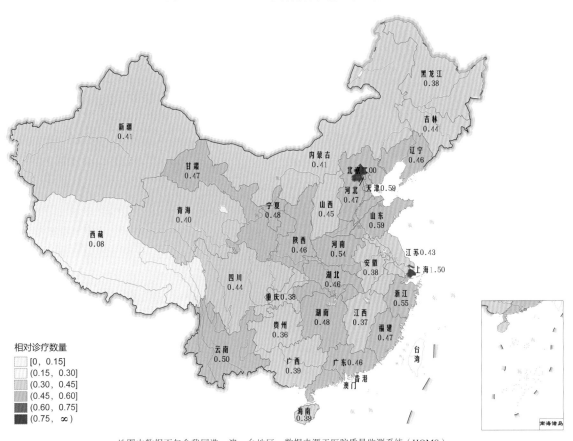

地图中数据不包含我国港、澳、台地区。数据来源于医院质量监测系统（HQMS）。

图 3-1-2-3　2020 年各省脑膜瘤相对诊疗数量

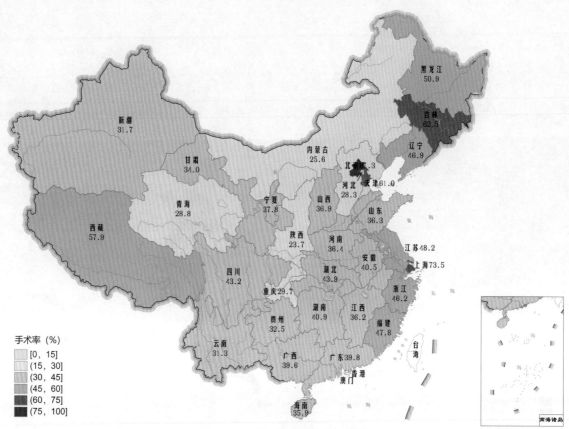

地图中数据不包含我国港、澳、台地区。数据来源于医院质量监测系统（HQMS）。

图 3-1-2-4　2020 年各省脑膜瘤手术率

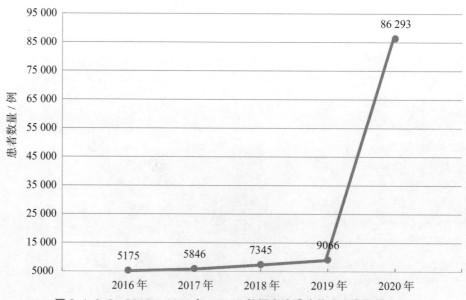

图 3-1-2-5　2016—2020 年 HQMS 数据库脑膜瘤收治患者数量变化

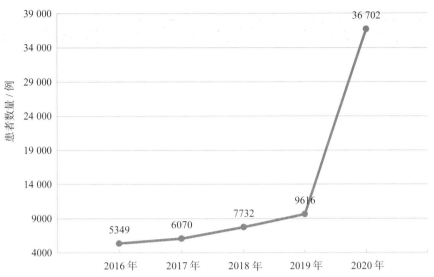

图 3-1-2-6　2016—2020 年 HQMS 数据库脑膜瘤手术患者数量变化

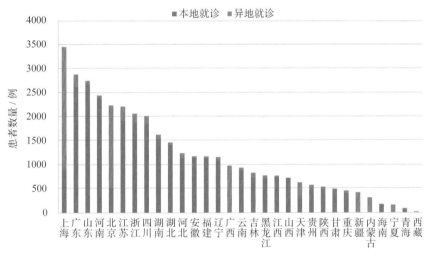

图 3-1-2-7　2020 年 HQMS 数据库各省级行政区脑膜瘤手术患者异地就诊情况

二、脑膜瘤手术患者人口学特征

2020 年 HQMS 数据库脑膜瘤手术患者总体人口学特征如下：手术患者总体平均年龄为 55.5 岁，其中男性占 27.2%，女性占 72.8%，女性脑膜瘤患者数量是男性的 2 倍以上。总体脑膜瘤发病年龄呈"单峰"分布，发病高峰为 55 ~ 59 岁（图 3-1-2-8）。对比 2016—2019 年，总体脑膜瘤患者人口学特征变化不明显（表 3-1-2-2）。除西藏自治区外，各省级行政区脑膜瘤患者平均发病年龄均在 52 ~ 58 岁（图 3-1-2-9）。各省级行政区脑膜瘤患者的性别分布大致相同，均表现为女性高于男性 2 倍以上（图 3-1-2-10）。

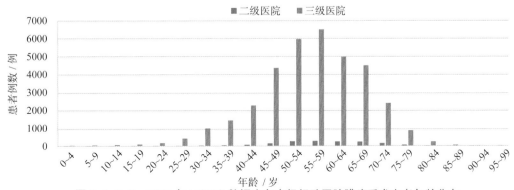

图 3-1-2-8　2020 年 HQMS 数据库各省级行政区脑膜瘤手术患者年龄分布

125

表 3-1-2-2 2016—2020 年 HQMS 数据库脑膜瘤患者人口学特征

年份	平均年龄 / 岁	男性 / 例（%）	女性 / 例（%）
2016 年	55.3	1665（32.2）	3510（67.8）
2017 年	56.0	1799（30.8）	4047（69.2）
2018 年	56.5	2297（31.3）	5048（68.7）
2019 年	56.9	2764（30.5）	6302（69.5）
2020 年[①]	55.5	9993（27.2）	26 709（72.8）
合计	55.8	18 518（28.9）	45 616（71.1）

注：①因统计策略改变，2020 年主要为手术患者数据，与 2016—2019 年统计所有患者（包括手术和非手术）不同。

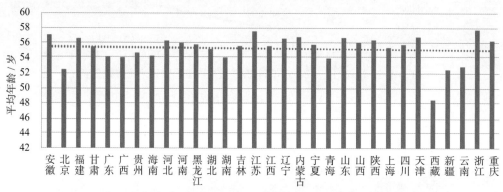

图 3-1-2-9 2020 年 HQMS 数据库各省级行政区脑膜瘤手术患者平均年龄

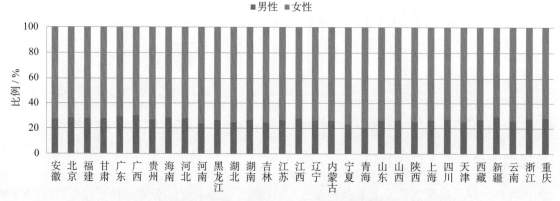

图 3-1-2-10 2020 年 HQMS 数据库各省级行政区脑膜瘤手术患者男女比例

三、脑膜瘤手术患者疗效总体评价

2020 年 HQMS 数据库显示各省级行政区脑膜瘤手术患者的病死率较低，全国平均为 0.3%，而 2019 年全国平均为 0.9%，提示 2019 年国家神经系统疾病医疗质量中心神经外科亚专业开展脑肿瘤专项质控后，脑膜瘤手术患者的病死率显著降低，反映了我国整体脑膜瘤治疗水平的稳步提高和医疗质控水平的提高（图 3-1-2-11、图 3-1-2-12、表 3-1-2-3）。但新疆维吾尔自治区（1.2%）、内蒙古自治区（1.0%）、辽宁省（0.9%）等地区的病死率仍较高，提示这些地区是后续脑膜瘤专项质控工作的重点地区（图 3-1-2-13）。脑膜瘤手术患者全国平均医嘱离院率为 94.3%，除四川省外，各省级行政区手术患者医嘱离院率均保持在 80% 以上，其中 26 个省级行政区达到了 90% 以上（图 3-1-2-14）。绝大部分患者经过治疗后按照医嘱离院，表明这些患者在医院接受了完整的疾病治疗并达到了出院的标准。

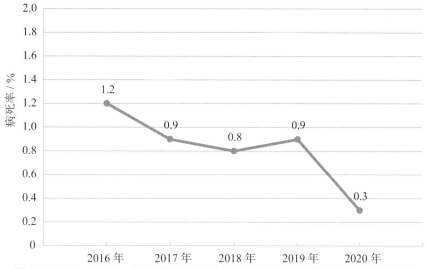

图 3-1-2-11 2016—2020 年 HQMS 数据库三级医院脑膜瘤手术患者病死率

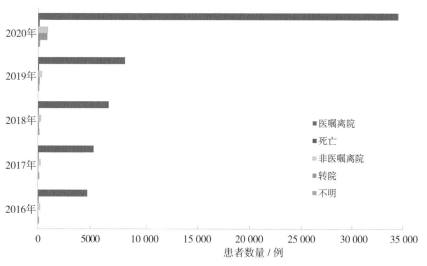

图 3-1-2-12 2016—2020 年 HQMS 数据库三级医院脑膜瘤手术患者出院结局

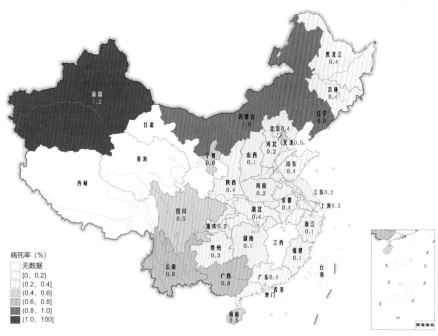

地图中数据不包含我国港、澳、台地区。数据来源于医院质量监测系统（HQMS）。

图 3-1-2-13 2020 各省脑膜瘤手术患者病死率

表 3-1-2-3 2020年 HQMS 数据库各省级行政区三级医院脑膜瘤手术患者病死率

省级行政区	手术总人数/例	病死人数/例	病死率/%	省级行政区	手术总人数/例	病死人数/例	病死率/%
安徽	1174	5	0.4	辽宁	1155	10	0.9
北京	2233	8	0.4	内蒙古	313	3	1.0
福建	1171	1	0.1	宁夏	162	1	0.6
甘肃	496	—	—	青海	86	—	—
广东	2878	11	0.4	山东	2745	11	0.4
广西	973	8	0.8	山西	723	1	0.1
贵州	573	2	0.3	陕西	537	2	0.4
海南	175	1	0.6	上海	3449	9	0.3
河北	1239	3	0.2	四川	2007	10	0.5
河南	2440	5	0.2	天津	624	3	0.5
黑龙江	771	3	0.4	西藏	22	—	—
湖北	1460	6	0.4	新疆	419	5	1.2
湖南	1622	2	0.1	云南	932	7	0.8
吉林	830	3	0.4	浙江	2060	2	0.1
江苏	2208	4	0.2	重庆	457	1	0.2
江西	768	—	—				

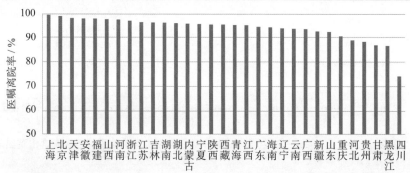

图 3-1-2-14 2020年 HQMS 数据库各省级行政区脑膜瘤手术患者医嘱离院率

四、脑膜瘤手术患者医疗过程分析

2020年 HQMS 数据库中全国脑膜瘤手术患者医疗过程情况如下：平均住院日 20.3 d，相比于 2019 年（25.5 d）缩短了 5.2 d（图 3-1-2-15），是自 2016 年以来最大幅度下降；平均术前等待时间为 5.7 d，比 2019 年（6.8 d）缩短了 1.1 d（图 3-1-2-16）；脑膜瘤二次手术率为 4.0%，比 2019 年（8.2%）下降了 4.2 个百分点，下降幅度超过 50%（图 3-1-2-17）；平均输血率为 32.9%，比 2019 年（34.8%）下降了 1.9 个百分点（图 3-1-2-18）。对比 2016—2020 年脑膜瘤患者医疗过程分析指标，重点质控项目（如二次手术率、输血率等）均有明显改善，这表明经专项质控调研整改后，我国脑膜瘤整体手术诊疗水平有较大提升。

各省级行政区脑膜瘤手术患者的平均住院日差异较大（16 ~ 29 d），其中青海省（28.8 d）、西藏自治区（27.1 d）、广西壮族自治区（25.8 d）等地区较长，而黑龙江省（17.5 d）、北京市（16.6 d）、吉林市（16.2 d）较短（图 3-1-2-19）。术前等待时间以青海省（9.1 d）、西藏自治区（8.8 d）、广西壮族自治区（7.8 d）等地区比较长，北京市（4.8 d）、黑龙江省（4.7 d）和吉林省（3.7 d）等地区较短，平均住院日与术前等待时间变化趋势基本一致（图 3-1-2-20）。手术患者二次手术率较高的地区有四川省（9.0%）、广西壮族自治区（8.3%）、湖北省（7.3%），较低的地区有辽宁省（2.1%）、上海市

（1.7%）、青海省（1.2%）（图3-1-2-21）。手术输血率各地区差别也较大，其中天津市（79.7%）、青海省（72.0%）、贵州省（65.0%）较高，西藏自治区（18.2%）、北京市（13.8%）、浙江省（11.3%）较低（图3-1-2-22）。

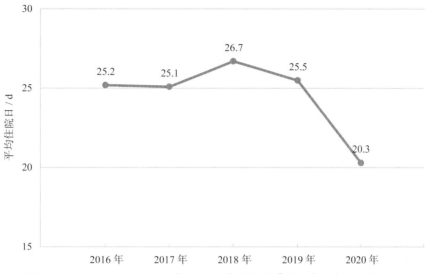

图 3-1-2-15　2016—2020 年 HQMS 数据库脑膜瘤手术患者平均住院日

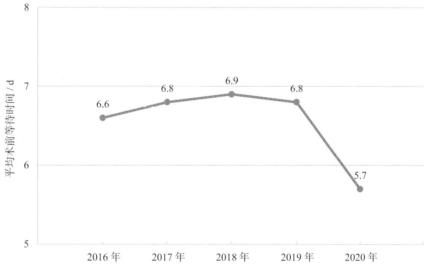

图 3-1-2-16　2016—2020 年 HQMS 数据库脑膜瘤手术患者术前等待时间

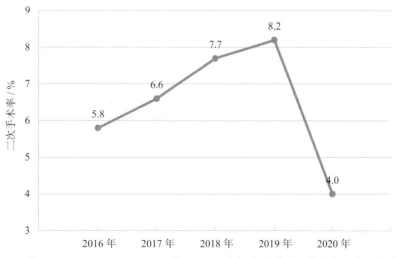

图 3-1-2-17　2016—2020 年 HQMS 数据库脑膜瘤手术患者二次手术率

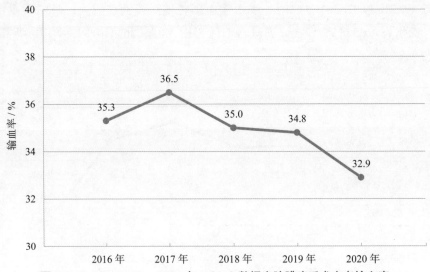

图 3-1-2-18　2016—2020 年 HQMS 数据库脑膜瘤手术患者输血率

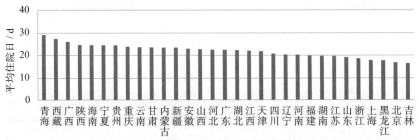

图 3-1-2-19　2020 年 HQMS 数据库各省级行政区脑膜瘤手术患者平均住院日

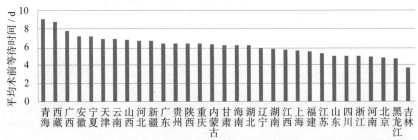

图 3-1-2-20　2020 年 HQMS 数据库各省级行政区脑膜瘤手术患者术前等待时间

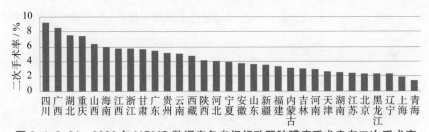

图 3-1-2-21　2020 年 HQMS 数据库各省级行政区脑膜瘤手术患者二次手术率

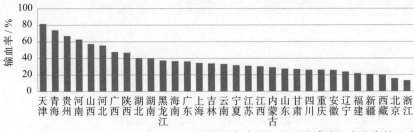

图 3-1-2-22　2020 年 HQMS 数据库各省级行政区脑膜瘤手术患者输血率

五、脑膜瘤手术患者住院期间感染发生率及抗菌药物使用情况

2020 年 HQMS 数据库全国脑膜瘤手术患者术后平均感染率为 11.2%，相比 2019 年（23.8%）下降了 12.6 个百分点，下降幅度超过了 50%（图 3-1-2-23），提示二次手术率和手术患者感染率这两个脑肿瘤重点质控指标均有大幅改进。对比各省级行政区脑膜瘤手术患者术后感染率，发现云南省、海南省、青海省的术后感染率较高（＞30%），而上海市、辽宁省、北京市、黑龙江省等地区术后感染率相对较低（＜5%）（图 3-1-2-24、表 3-1-2-4）。此外，2020 年全国平均抗菌药物费用为 1985.8 元，较 2019 年（3811.0 元）下降了 47.9%（图 3-1-2-25），这与上述脑膜瘤手术患者术后平均感染率变化相符。各省级行政区的抗菌药物使用情况也不尽相同，其中吉林省、海南省较高（＞5000 元），且部分省级行政区的抗菌药物使用情况并不与该地区的术后感染率呈一致趋势（图 3-1-2-26）。

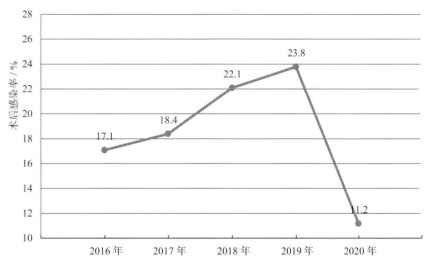

图 3-1-2-23 2016—2020 年 HQMS 数据库脑膜瘤手术患者术后平均感染率

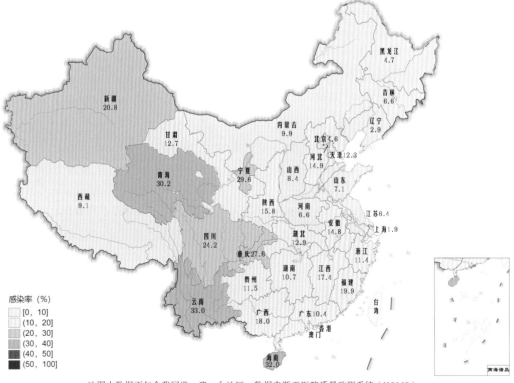

地图中数据不包含我国港、澳、台地区。数据来源于医院质量监测系统（HQMS）。

图 3-1-2-24 2020 各省脑膜瘤患者术后感染率

131

表 3-1-2-4 2020 年 HQMS 数据库各省级行政区脑膜瘤手术患者术后感染率

省级行政区	住院总人数/例	感染总人数/例	感染率/%	省级行政区	住院总人数/例	感染总人数/例	感染率/%
安徽	1174	174	14.8	辽宁	1155	34	2.9
北京	2233	102	4.6	内蒙古	313	31	9.9
福建	1171	233	19.9	宁夏	162	48	29.6
甘肃	496	63	12.7	青海	86	26	30.2
广东	2878	299	10.4	山东	2745	194	7.1
广西	973	175	18.0	山西	723	61	8.4
贵州	573	66	11.5	陕西	537	85	15.8
海南	175	56	32.0	上海	3449	64	1.9
河北	1239	184	14.9	四川	2007	486	24.2
河南	2440	162	6.6	天津	624	77	12.3
黑龙江	771	36	4.7	西藏	22	2	9.1
湖北	1460	188	12.9	新疆	419	87	20.8
湖南	1622	173	10.7	云南	932	308	33.0
吉林	830	55	6.6	浙江	2060	234	11.4
江苏	2208	141	6.4	重庆	457	126	27.6
江西	768	134	17.4				

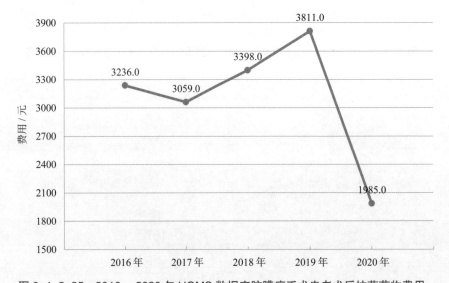

图 3-1-2-25 2016—2020 年 HQMS 数据库脑膜瘤手术患者术后抗菌药物费用

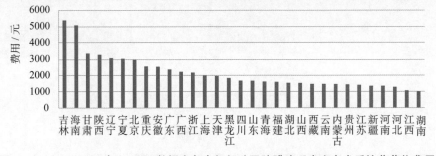

图 3-1-2-26 2020 年 HQMS 数据库各省级行政区脑膜瘤手术患者术后抗菌药物费用

六、脑膜瘤手术患者卫生经济学分析

2020 年 HQMS 数据库中全国脑膜瘤手术患者人均住院总费用为 72 642.0 元，人均自付费用为 27 790.1 元，2019 年的人均住院总费用为 82 518.8 元，人均自付费用为 30 543.9 元，分别降低了 12% 和 9%（图 3-1-2-27、图 3-1-2-28），提示脑膜瘤单病种医药费用得到了有效控制。在住院费用支付方式方面，以城镇职工基本医疗保险、城镇居民基本医疗保险和新型农村合作医疗保险这 3 类支付形式为主（图 3-1-2-29）。各省级行政区脑膜瘤手术患者人均住院总费用情况不尽相同，其中以广东省（99 309.7 元）人均住院总费用最高（表 3-1-1-5、图 3-1-1-30），人均自付费用以吉林省（51 171.3 元）最高（表 3-1-1-6、图 3-1-1-31）。大部分地区的付款方式与全国总体的付款方式分布情况相同，主要以医疗保险支付为主，但西藏自治区和上海市却表现为自费比例更高（图 3-1-2-32）。

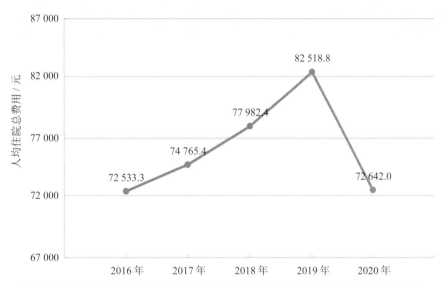

图 3-1-2-27 2016—2020 年 HQMS 数据库脑膜瘤手术患者人均住院总费用

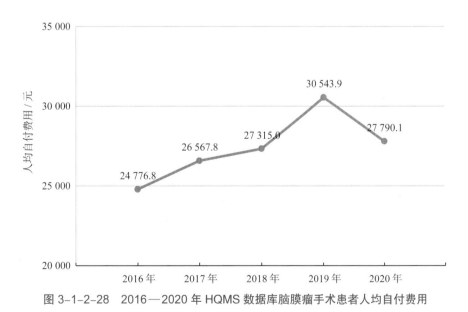

图 3-1-2-28 2016—2020 年 HQMS 数据库脑膜瘤手术患者人均自付费用

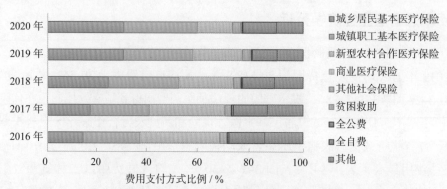

图 3-1-2-29 2016—2020 年 HQMS 数据库脑膜瘤手术患者付款方式分布

表 3-1-2-5 2020 年 HQMS 数据库各省级行政区脑膜瘤手术患者人均住院总费用

省级行政区	人均住院总费用 / 元	省级行政区	人均住院总费用 / 元	省级行政区	人均住院总费用 / 元
安徽	61 501.1	湖北	82 419.2	陕西	76 609.1
北京	71 713.2	湖南	72 814.1	上海	79 768.6
福建	67 498.2	吉林	85 732.5	四川	69 063.6
甘肃	67 184.9	江苏	73 428.2	天津	88 598.1
广东	99 309.7	江西	70 877.4	西藏	77 266.1
广西	70 929.6	辽宁	75 504.8	新疆	77 464.4
贵州	71 723.3	内蒙古	49 692.0	云南	55 558.3
海南	68 751.9	宁夏	61 877.9	浙江	54 323.5
河北	68 844.4	青海	72 905.8	重庆	83 671.1
河南	67 637.4	山东	63 355.3		
黑龙江	63 482.3	山西	67 505.8		

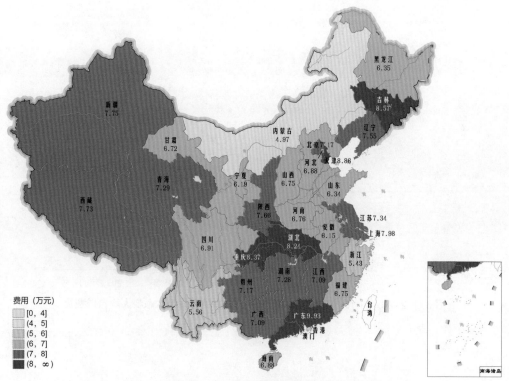

地图中数据不包含我国港、澳、台地区。数据来源于医院质量监测系统（HQMS）。

图 3-1-2-30 2020 各省脑膜瘤患者住院总费用

表 3-1-2-6 2020 年 HQMS 数据库各省级行政区脑膜瘤手术患者人均自付费用

省级行政区	自付费用 / 元	省级行政区	自付费用 / 元	省级行政区	自付费用 / 元
安徽	16 760.7	湖北	35 509.9	陕西	43 083.9
北京	32 436.7	湖南	41 274.5	上海	18 335.8
福建	40 694.3	吉林	51 171.3	四川	25 970.7
甘肃	21 690.3	江苏	22 539.8	天津	18 691.5
广东	39 899.2	江西	34 514.0	西藏	—
广西	26 041.4	辽宁	38 434.8	新疆	34 804.5
贵州	18 255.2	内蒙古	16 796.1	云南	7768.9
海南	22 455.9	宁夏	38 135.5	浙江	16 596.3
河北	14 393.6	青海	34 791.3	重庆	42 935.9
河南	28 837.8	山东	27 037.7		
黑龙江	26 778.6	山西	13 355.3		

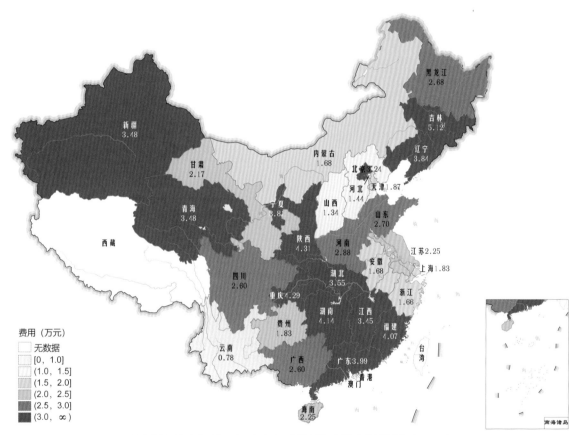

地图中数据不包含我国港、澳、台地区。数据来源于医院质量监测系统（HQMS）。

图 3-1-2-31 2020 各省脑膜瘤患者人均自付费用

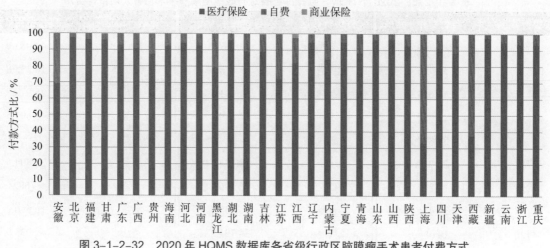

图 3-1-2-32 2020 年 HQMS 数据库各省级行政区脑膜瘤手术患者付费方式

七、脑膜瘤手术患者一次性耗材使用情况

2020 年 HQMS 数据库全国脑膜瘤手术患者一次性医疗耗材主要用于手术（17 597.7 元）、治疗（4827.7 元）、检查（747.4 元）这 3 个方面，相比 2016—2019 年，2020 年上述 3 个指标的费用出现 5 年来首次下降（图 3-1-2-33）。

各省级行政区脑膜瘤手术患者医疗耗材费用及比例见图 3-1-2-34，大部分省级行政区医疗耗材费用主要集中在手术方面，其次是治疗方面；部分省级行政区的耗材费用主要体现在治疗或检查方面，提示部分患者倾向于向上级医院转诊进行手术。手术耗材费用较高的地区有吉林省（27 285.8 元）、天津市（26 669.9 元），这与这些地区住院总费用高，人均自付费用高的趋势一致。

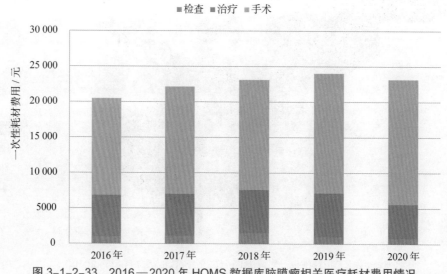

图 3-1-2-33 2016—2020 年 HQMS 数据库脑膜瘤相关医疗耗材费用情况

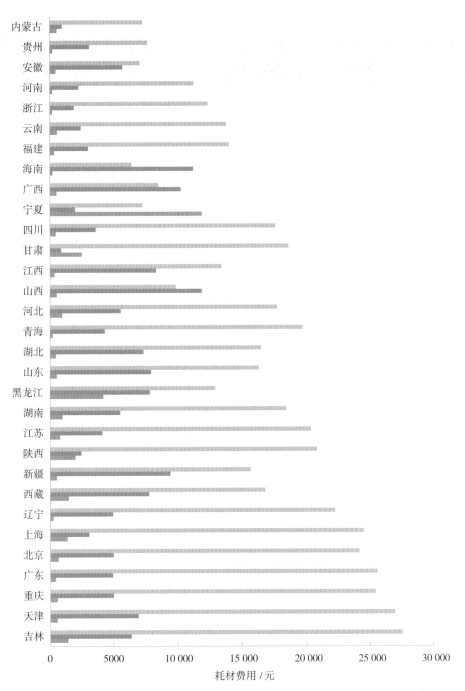

■手术 ■治疗 ■检查

图 3-1-2-34 2020 年 HQMS 数据库各省级行政区脑膜瘤手术患者相关耗材费用

（季 楠，郝淑煜，龙 浪，张力伟）

第二章

脑血管病外科治疗医疗质量数据分析

第一节　动脉瘤性蛛网膜下腔出血外科治疗医疗质量数据分析

一、总体情况

针对 aSAH 单病种，根据国家卫生健康委员会布的单病种质控指标内容，通过 HQMS 平台，统计 2020 年全国各省级行政区共计 1033 所公立三级医院收治的 aSAH 患者 95 688 人次、完成 aSAH 开颅手术 16 876 台、介入手术 24 066 台。患者入院总人次前 5 位省级行政区为广东省（7998 例）、四川省（7413 例）、山东省（6943 例）、河南省（6221 例）和江苏省（6084 例）；统计 2020 年各省级行政区行开颅或介入手术 aSAH 的患者人次，其中山东省（3349 例）、四川省（3237 例）、河南省（3016 例）、江苏省（2751 例）和河北省（2430 例）排前 5 位，开颅手术数量前 5 位的省级行政区为四川省（1973 例）、湖北省（1224 例）、山东省（1214 例）、河南省（1197 例）和江苏省（1070 例），介入治疗前 5 位的省级行政区为山东省（2135 例）、河南省（1819 例）、江苏省（1681 例）、河北省（1488 例）和广东省（1311 例）（表 3-2-1-1、图 3-2-1-1）。

根据质控中心历史数据，对比 2016—2020 年 HQMS 平台各年度收治患者人次和手术患者人次，可见 2020 年三级医院 aSAH 单病种收治数量较 2019 年增加了 81.6%（图 3-2-1-2）。对于单病种诊疗数量的大幅提升，考虑与 2019 年后各家医院对病案首页 ICD-10 诊断的填报覆盖率和准确率上升有关。aSAH 手术患者总人次较 2019 年明显提升，其中介入治疗较开颅手术数量更多（图 3-2-1-2）。

根据人口普查结果，2020 年各省级行政区中，以常住人口标准化后的 aSAH 每 10 万人口发病率前 5 位是吉林省（11.82）、辽宁省（10.67）、黑龙江省（9.70）、天津市（9.10）和四川省（8.86）（图 3-2-1-3）。此外，北京市和上海市的 aSAH 手术（开颅/介入）治疗数量在全国 aSAH 手术中占比有逐年下降趋势（图 3-2-1-4），考虑可能与全国开颅及介入手术水平的普遍提高以及疫情下更多患者选择于当地就诊有关。

表 3-2-1-1　2020 年各省级行政区 aSAH 诊疗数量［单位：人次（%）］

省级行政区	总人次	手术［开颅和（或）介入］人次	开颅手术人次	介入治疗人次
全国	95 688（100）	40 942（100）	16 876（100）	24 066（100）
安徽	2854（3.0）	1318（3.2）	342（2.0）	976（4.1）
北京	1667（1.7）	950（2.3）	354（2.1）	596（2.5）
福建	2239（2.3）	1289（3.1）	586（3.5）	703（2.9）
甘肃	876（0.9）	246（0.6）	54（0.3）	192（0.8）
广东	7998（8.4）	2272（5.5）	961（5.7）	1311（5.4）
广西	3595（3.8）	1582（3.9）	288（1.7）	1294（5.4）
贵州	1836（1.9）	703（1.7）	154（0.9）	549（2.3）
海南	597（0.6）	258（0.6）	40（0.2）	218（0.9）
河北	5057（5.3）	2430（5.9）	942（5.6）	1488（6.2）
河南	6221（6.5）	3016（7.4）	1197（7.1）	1819（7.6）
黑龙江	3089（3.2）	1188（2.9）	543（3.2）	645（2.7）
湖北	4819（5.0）	2277（5.6）	1224（7.3）	1053（4.4）
湖南	5055（5.3）	2044（5.0）	1066（6.3）	978（4.1）
吉林	2846（3.0）	1316（3.2）	490（2.9）	826（3.4）
江苏	6084（6.4）	2751（6.7）	1070（6.3）	1681（7.0）
江西	3198（3.3）	1756（4.3）	731（4.3）	1025（4.3）
辽宁	4545（4.7）	1161（2.8）	355（2.1）	806（3.3）
内蒙古	1610（1.7）	556（1.4）	219（1.3）	337（1.4）
宁夏	454（0.5）	180（0.4）	58（0.3）	122（0.5）
青海	267（0.3）	49（0.1）	5（0.02）	44（0.2）
山东	6943（7.3）	3349（8.2）	1214（7.2）	2135（8.9）
山西	1984（2.1）	850（2.1）	323（1.9）	527（2.2）
陕西	1794（1.9）	635（1.5）	310（1.8）	325（1.4）
上海	1611（1.7）	736（1.8）	183（1.1）	553（2.3）
四川	7413（7.7）	3237（7.9）	1973（11.7）	1264（5.3）
天津	1262（1.3）	391（1.0）	223（1.3）	168（0.7）
西藏	173（0.2）	59（0.1）	30（0.2）	29（0.1）
新疆	1269（1.3）	511（1.2）	260（1.5）	251（1.0）
云南	2690（2.8）	1097（2.7）	393（2.3）	704（2.9）
浙江	4093（4.3）	2145（5.2）	975（5.8）	1170（4.9）
重庆	1549（1.6）	590（1.4）	313（1.9）	277（1.2）

注：各省级行政区人口数据来自《2021 中国统计年鉴》中 2020 年末人口数。数据来源于 HQMS。

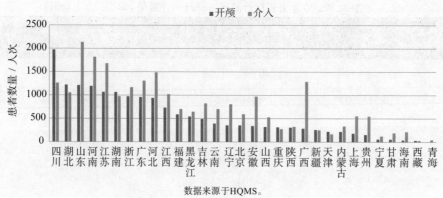

数据来源于HQMS。

图 3-2-1-1 2020 年各省级行政区开颅及介入手术治疗的 aSAH 患者人次

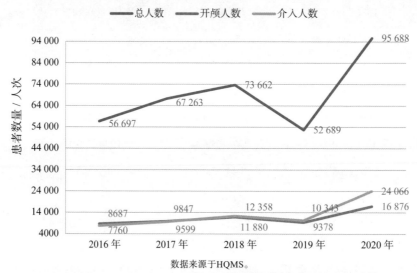

数据来源于HQMS。

图 3-2-1-2 2016—2020 年 aSAH 患者总数量及手术（介入/开颅）患者人次

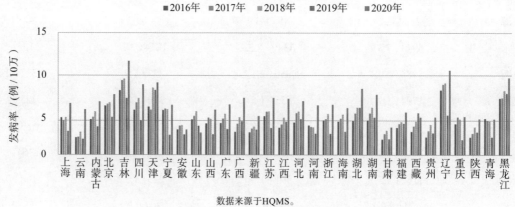

数据来源于HQMS。

图 3-2-1-3 2016—2020 年各省级行政区 aSAH 发病率

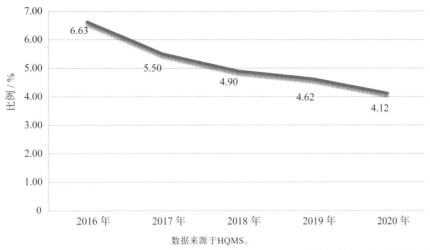

图 3-2-1-4　2016—2020 年北京市和上海市 aSAH 手术治疗患者在全国的占比变化

二、手术患者人口学特征和疗效评价

2020 年 aSAH 手术患者人口学特征如下：开颅和介入治疗患者的平均年龄为 42.8 岁，男性比例为 37.1%，女性比例为 62.9%，女性患者多于男性患者。

2020 年 aSAH 患者开颅手术后死亡率为 3.1%，较 2019 年（2.4%）升高；介入治疗的死亡率为 2.1%，较 2019 年（2.3%）降低，反映了我国整体 aSAH 介入治疗水平的稳步提高（图 3-2-1-5）。但新疆维吾尔自治区（5.9%）、青海省（8.2%）、上海市（9.4%）等地区 aSAH 患者的手术死亡率仍较高，提示这些地区是今后 aSAH 专项质控工作应重点关注的区域。

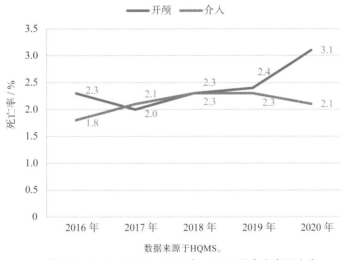

数据来源于HQMS。

图 3-2-1-5　2016—2020 年 aSAH 手术患者死亡率

三、手术患者医疗过程分析

2020 年全国 aSAH 开颅手术治疗过程情况如下：平均住院日自 2016 年度以来基本持平，2020 年为 22.6 d，比 2019 年增加了 0.2 d。介入治疗情况如下：平均住院日自 2018 年度以来基本持平，2020 年为 17.6 d，比 2019 年（17.9 d）下降了 0.2 d（图 3-2-1-6）。各省级行政区 aSAH 患者的平均住院日相差比较大，其中宁夏回族自治区（25.4 d）、吉林省（25.4 d）、重庆市（24.6 d）等地区的平均住院日较长，而吉林省（19.8 d）、上海市（19.2 d）、北京市（18.6 d）的平均住院日较短（表 3-2-1-2）。

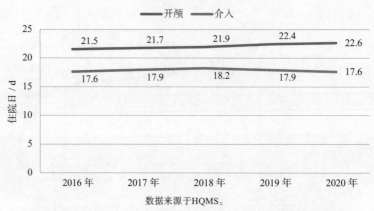

数据来源于HQMS。

图 3-2-1-6　2016—2020 年 aSAH 患者平均住院日情况

表 3-2-1-2　2020 年各省级行政区 aSAH 患者的平均住院日

省级行政区	手术住院日 / d	开颅手术住院日 / d	介入手术住院日 / d
全国	19.7 ± 15.5	22.6 ± 18.0	17.6 ± 13.1
安徽	18.7 ± 13.9	22.3 ± 17.2	17.5 ± 12.4
北京	16.4 ± 15.2	19.8 ± 16.4	14.4 ± 14.0
福建	22.6 ± 20.8	25.1 ± 22.6	20.4 ± 18.9
甘肃	17.1 ± 12.9	19.4 ± 16.3	16.5 ± 11.8
广东	23.7 ± 20.6	27.8 ± 24.8	20.7 ± 16.3
广西	21.9 ± 17.5	29.7 ± 22.4	20.1 ± 15.7
贵州	19.9 ± 16.5	22.6 ± 20.0	19.1 ± 15.4
海南	25.4 ± 21.1	29.5 ± 23.3	24.6 ± 20.6
河北	18.4 ± 12.9	20.8 ± 14.5	16.9 ± 11.6
河南	20.0 ± 14.7	23.7 ± 18.7	17.6 ± 10.7
黑龙江	15.9 ± 11.7	18.0 ± 13.6	14.2 ± 9.6
湖北	19.4 ± 12.4	20.9 ± 13.8	17.6 ± 10.4
湖南	20.8 ± 17.0	23.7 ± 20.3	17.6 ± 11.7
吉林	12.5 ± 12.0	15.6 ± 14.7	10.7 ± 9.6
江苏	18.3 ± 14.6	21.6 ± 15.6	16.2 ± 13.5
江西	18.9 ± 13.9	22.2 ± 16.7	16.6 ± 11.0
辽宁	17.1 ± 14.0	21.4 ± 16.3	15.2 ± 12.4
内蒙古	23.6 ± 17.0	28.0 ± 19.4	20.8 ± 14.6
宁夏	25.4 ± 21.0	34.7 ± 29.9	21.0 ± 12.9
青海	21.4 ± 11.3	26.4 ± 16.1	20.9 ± 10.8
山东	19.8 ± 14.6	23.1 ± 17.7	17.9 ± 12.1
山西	20.9 ± 12.8	22.0 ± 13.2	20.2 ± 12.5
陕西	21.9 ± 15.9	24.3 ± 17.5	19.7 ± 13.8
上海	19.0 ± 14.3	23.2 ± 17.1	17.7 ± 13.0
四川	21.1 ± 16.9	22.7 ± 18.5	18.5 ± 13.6
天津	18.5 ± 12.0	19.8 ± 13.8	16.8 ± 8.8
西藏	22.9 ± 14.6	25.1 ± 16.3	20.7 ± 12.3
新疆	20.9 ± 18.1	22.8 ± 20.2	19.0 ± 15.6
云南	18.1 ± 12.4	21.7 ± 15.7	16.1 ± 9.5
浙江	18.6 ± 12.3	20.5 ± 13.4	17.0 ± 11.0
重庆	24.6 ± 19.1	27.6 ± 21.4	21.2 ± 15.5

注：数据来源于HQMS。

四、手术患者术后抗菌药物使用情况

2020 年全国 aSAH 患者接受手术治疗后平均抗菌药物费用为 2607.5 元，其中开颅手术患者的抗菌药物费用平均为 3814.5 元，介入治疗患者的抗菌药物费用为 1761.2 元。2019 年全国 aSAH 患者接受手术治疗后平均抗菌药物费用为 2894.8 元，其中开颅手术患者的抗菌药物费用为 3737.1 元，介入治疗患者的抗菌药物费用为 2105.8 元。2019—2020 年，aSAH 患者开颅手术的抗菌药物费用基本持平，介入治疗的抗菌药物费用有所下降（图 3-2-1-7）。

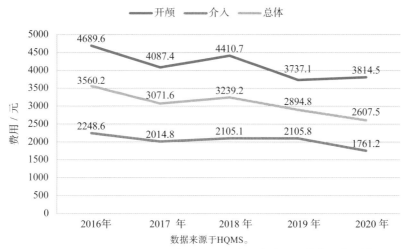

图 3-2-1-7　2016—2020 年 aSAH 手术患者术后抗菌药物费用情况

五、手术患者卫生经济学分析

2020 年全国 aSAH 开颅手术患者人均住院总费用为 109 611 元，人均自付费用为 40 773 元；2019 年 aSAH 开颅手术患者人均住院总费用为 108 819 元，人均自付费用为 39 935 元，2019—2020 年 aSAH 开颅治疗费用基本持平（图 3-2-1-8）。2020 年 aSAH 介入治疗患者人均住院总费用为 163 531 元，人均自付费用为 63 255 元；2019 年 aSAH 介入治疗患者人均住院总费用为 163 193 元，人均自付费用为 63 923 元，2019—2020 年 aSAH 介入治疗费用基本持平（图 3-2-1-8）。

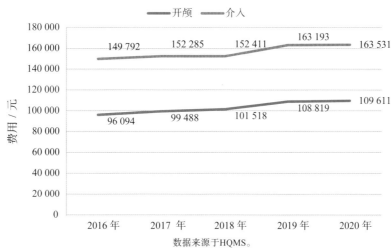

图 3-2-1-8　2016—2020 年 aSAH 手术患者人均住院总费用

各省级行政区 aSAH 开颅手术或介入治疗患者人均住院总费用情况不尽相同，其中以上海市人均住院总费用最高（开颅手术 143 196 元，介入治疗 195 495 元）（表 3-2-1-3）。全国总体付款方式以医疗保险支付为主，城镇居民医疗保险占比逐年增高（图 3-2-1-9）。

表 3-2-1-3　2020 年各省级行政区 aSAH 患者平均住院费用（单位：元）

省级行政区	开颅或介入手术费用	开颅手术费用	介入手术费用
全国	141 305.7 ± 71 930.0	109 611.0 ± 63 163.1	163 531.3 ± 69 326.6
安徽	145 159.8 ± 69 877.6	100 239.1 ± 60 783.5	160 900.4 ± 65 936.7
北京	160 858.1 ± 93 158.7	124 951.7 ± 79 598.9	182 185.2 ± 94 128.8
福建	135 237.5 ± 73 586.0	104 952.2 ± 57 869.8	160 482.4 ± 75 765.5
甘肃	148 574.2 ± 67 449.7	99 754.3 ± 59 703.0	162 304.8 ± 63 113.1
广东	153 676.8 ± 84 182.0	133 409.6 ± 80 987.3	168 533.2 ± 83 405.7
广西	149 436.3 ± 71 537.8	117 669.4 ± 74 160.6	156 506.5 ± 69 007.2
贵州	147 878.2 ± 89 311.0	110 139.1 ± 74 937.9	158 464.4 ± 90 208.7
海南	164 766.5 ± 83 002.3	124 391.2 ± 74 427.3	172 174.8 ± 82 511.3
河北	141 231.0 ± 67 340.7	107 720.7 ± 54 109.1	162 445.2 ± 66 279.9
河南	151 659.5 ± 75 484.8	114 447.7 ± 69 739.0	176 146.9 ± 68 835.6
黑龙江	127 681.3 ± 55 375.2	103 408.8 ± 49 535.6	148 115.3 ± 51 689.6
湖北	153 493.5 ± 79 779.1	112 821.7 ± 62 730.0	200 770.2 ± 70 947.0
湖南	145 657.9 ± 66 797.8	118 872.5 ± 61 020.0	174 853.4 ± 60 294.8
吉林	132 591.1 ± 52 448.9	105 699.7 ± 44 355.7	148 543.7 ± 50 341.8
江苏	142 905.4 ± 68 253.2	118 256.3 ± 64 667.9	158 595.2 ± 65 812.0
江西	134 271.7 ± 62 174.4	99 180.5 ± 50 059.3	159 297.6 ± 57 730.6
辽宁	138 694.3 ± 59 200.9	109 892.4 ± 61 172.5	151 380.0 ± 53 645.0
内蒙古	127 339.4 ± 62 384.9	95 252.3 ± 58 395.1	148 191.3 ± 55 757.9
宁夏	155 915.5 ± 77 581.0	146 288.7 ± 90 079.9	160 492.2 ± 70 822.7
青海	162 006.0 ± 61 918.4	70 143.3 ± 7227.9	172 444.9 ± 56 409.8
山东	144 175.1 ± 73 101.0	103 564.2 ± 64 584.1	167 267.2 ± 67 387.5
山西	151 344.4 ± 75 920.6	109 629.3 ± 54 891.6	176 911.6 ± 75 732.3
陕西	160 735.4 ± 78 726.7	119 622.1 ± 60 263.0	199 951.2 ± 74 193.0
上海	182 491.9 ± 86 136.9	143 196.2 ± 89 201.1	195 495.7 ± 81 083.5
四川	116 494.8 ± 56 232.7	100 464.4 ± 51 529.7	141 516.8 ± 54 110.1
天津	141 923.0 ± 59 983.6	120 062.4 ± 49 327.8	170 940.4 ± 60 686.2
西藏	183 315.2 ± 103 199.8	150 355.1 ± 95 883.5	217 411.8 ± 100 851.8
新疆	150 132.9 ± 96 891.0	120 866.9 ± 91 448.7	180 448.2 ± 93 133.5
云南	114 555.6 ± 54 485.9	80 745.4 ± 50 069.0	133 429.8 ± 47 272.1
浙江	117 039.6 ± 59 627.2	90 240.6 ± 51 632.1	139 372.1 ± 56 581.0
重庆	140 435.9 ± 73 128.0	116 057.7 ± 68 191.0	167 982.3 ± 68 704.1

注：数据来源于 HQMS。

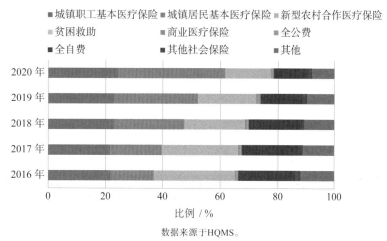

数据来源于HQMS。

图 3-2-1-9　2016—2020 年 aSAH 手术患者付款方式分布

六、手术用一次性医疗材料费情况

2020 年，全国 aSAH 开颅手术治疗患者一次性医疗材料费平均为 22 892 元，介入治疗一次性医疗材料费平均为 61 854 元。相比于 2019 年，2020 年的开颅手术一次性医疗材料费降低 10.1%，介入手术一次性医疗材料费降低 8.3%（图 3-2-1-10）。

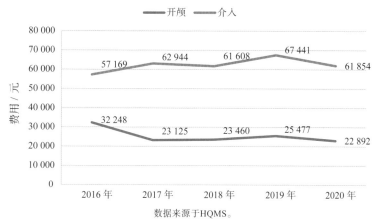

数据来源于HQMS。

图 3-2-1-10　2016—2020 年 aSAH 手术患者一次性医疗材料费情况

第二节　脑出血外科治疗医疗质量数据分析

一、总体情况

针对脑出血单病种，根据国家卫生健康委员会布的单病种质控指标内容，通过 HQMS 平台，统计 2020 年全国 1033 所三级公立医院收治的脑出血患者 432 639 人次，完成的脑出血手术 93 359 台。患者入院总人次前 5 位省级行政区为四川省（37 538 例）、山东省（31 013 例）、广东省（30907 例）、江苏省（29 919 例）和辽宁省（25 194 例）；手术数量前 5 位省级行政区为山东省（7450 例）、广东省（7129 例）、河北省（6435 例）、四川省（6390 例）和河南省（6370 例）（表 3-2-2-1、图 3-2-2-1）。脑出血入院后手术率前 5 位省级行政区为河北省（29.8%）、陕西省（29.6%）、山西省（28.9%）、河南省（26.5%）和西藏自治区（25.7%）。

　　根据质控中心历史数据，统计2016—2020年HQMS平台中各年度收治的脑出血患者人次和手术患者人次，可见2020年三级医院脑出血收治数量较2019年收治数量增加了83.42%，2020年（93 359例）脑出血手术患者人次较2019年（48 491例）有较大的提升（图3-2-2-2）。对于单病种诊疗数量的大幅提升，考虑与2019年后各医院对病案首页ICD-10诊断的填报覆盖率和准确率上升相关。

　　根据人口普查结果，2020年各省级行政区中，以常住人口标准化后的，脑出血每10万人发病率前5位为西藏自治区（59.2）、陕西省（54.5）、内蒙古自治区（49.4）、北京市（44.9）和吉林省（39.7）（图3-2-2-3）。

表3-2-2-1　2020年各省级行政区收治脑出血患者数量［单位：人次（%）］

省级行政区	总人次	手术人次	非手术人次
全国	432 639（100）	93 359（100）	339 280（100）
安徽	14 745（3.4）	3366（3.6）	11 379（3.4）
北京	5109（1.2）	1208（1.3）	3901（1.1）
福建	7219（1.7）	1642（1.8）	5577（1.6）
甘肃	5321（1.2）	1198（1.3）	4123（1.2）
广东	30 907（7.1）	7129（7.6）	23 778（7.0）
广西	16 784（3.9）	3810（4.1）	12 974（3.8）
贵州	9955（2.3）	2331（2.5）	7624（2.2）
海南	3463（0.8）	720（0.8）	2743（0.8）
河北	21 590（5.0）	6435（6.9）	15 155（4.5）
河南	24 028（5.6）	6370（6.8）	17 658（5.2）
黑龙江	17 351（4.0）	3483（3.7）	13 868（4.1）
湖北	19 085（4.4）	3940（4.2）	15 145（4.5）
湖南	20 763（4.8）	4307（4.6）	16 456（4.9）
吉林	11 886（2.7）	2030（2.2）	9856（2.9）
江苏	29 919（6.9）	5144（5.5）	24 775（7.3）
江西	11 467（2.7）	2474（2.6）	8993（2.7）
辽宁	25 194（5.8）	3810（4.1）	21 384（6.3）
内蒙古	9399（2.2）	1792（1.9）	7607（2.2）
宁夏	2171（0.5）	386（0.4）	1785（0.5）
青海	2048（0.5）	344（0.4）	1704（0.5）
山东	31 013（7.2）	7450（8.0）	23 563（6.9）
山西	10 148（2.3）	2933（3.1）	7215（2.1）
陕西	10 731（2.5）	3180（3.4）	7551（2.2）
上海	7122（1.6）	1384（1.5）	5738（1.7）
四川	37 538（8.7）	6390（6.8）	31 148（9.2）
天津	5501（1.3）	936（1.0）	45 65（1.3）
西藏	787（0.2）	202（0.2）	585（0.2）
新疆	6262（1.4）	1454（1.6）	4808（1.4）
云南	10 640（2.5）	2324（2.5）	8316（2.5）
浙江	17 309（4.0）	3878（4.2）	13 431（4.0）
重庆	7184（1.7）	1309（1.4）	5875（1.7）

注：数据来源于HQMS。

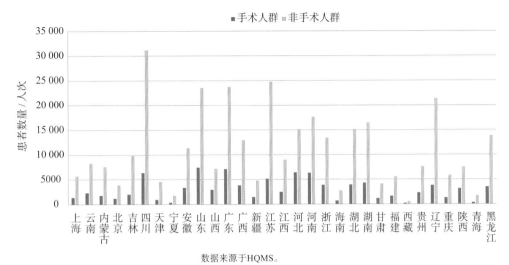

数据来源于HQMS。

图 3-2-2-1　2020 年各省级行政区脑出血患者手术治疗情况

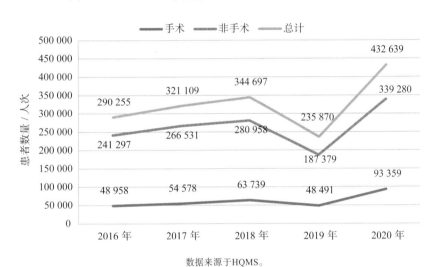

数据来源于HQMS。

图 3-2-2-2　2016—2020 年脑出血患者收治总人次和手术数量

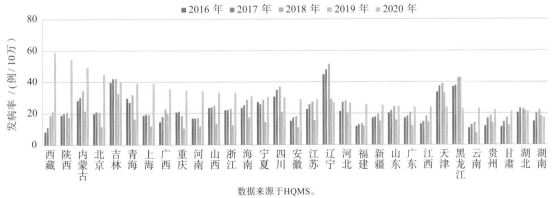

数据来源于HQMS。

图 3-2-2-3　2016—2020 年各省级行政区脑出血发病率

二、手术患者疗效总体评价

2020 年脑出血手术患者的死亡率全国平均为 7.0%，与 2016—2019 年相比变化不大（图 3-2-2-4）。在接受手术的患者中，北京市（18.8%）和上海市（16.1%）的在院死亡率全国最高（表 3-2-2-2），原因可能为这两个地区收治了较多的危重脑出血患者，以及这两个地区脑出血手术指征较为严格。

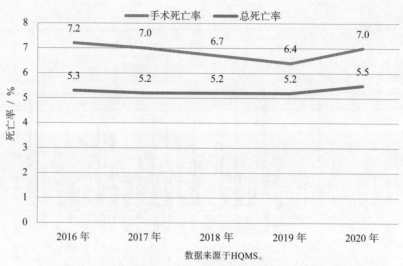

数据来源于HQMS。

图 3-2-2-4　2016—2020 年脑出血患者总死亡率和手术死亡率

表 3-2-2-2　各省级行政区脑出血术后在院死亡情况

省级行政区	手术例数 / 例	术后以死亡出院数 / 例	死亡率 / %
北京	1208	227	18.8
上海	1384	223	16.1
辽宁	3810	595	15.6
新疆	1454	210	14.4
黑龙江	3483	424	12.2
内蒙古	1792	186	10.4
吉林	2030	202	10.0
青海	344	34	9.9
广西	3810	361	9.5
天津	936	85	9.1
陕西	3180	270	8.5
云南	2324	191	8.2
湖北	3940	321	8.1
广东	7129	550	7.7
山东	7450	527	7.1
四川	6390	415	6.5
宁夏	386	25	6.5
安徽	3366	192	5.7
河南	6370	342	5.4
甘肃	1198	62	5.2
河北	6435	332	5.2
贵州	2331	120	5.1
海南	720	36	5.0
重庆	1309	63	4.8
西藏	202	9	4.5

续表

省级行政区	手术例数 / 例	术后以死亡出院数 / 例	死亡率 / %
山西	2933	119	4.1
江西	2474	95	3.8
福建	1642	43	2.6
浙江	3878	97	2.5
江苏	5144	120	2.3
湖南	4307	100	2.3

注：数据来源于 HQMS。

三、医疗过程分析

2020 年 HQMS 数据库中脑出血患者平均住院日为 17.6 d，与 2019 年基本持平，其中手术患者平均住院日为 25.0 d，与 2019 年基本持平（图 3-2-2-5）。

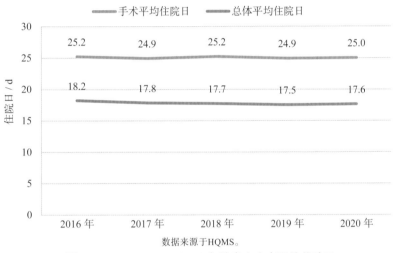

数据来源于 HQMS。

图 3-2-2-5　2016—2020 年脑出血患者平均住院日

四、住院期间抗菌药物使用情况

2020 年全国脑出血患者手术后平均抗菌药物费用为 3541.8 元，2019 年为 3771.8 元，2020 年的费用下降了 6.1%（图 3-2-2-6）。

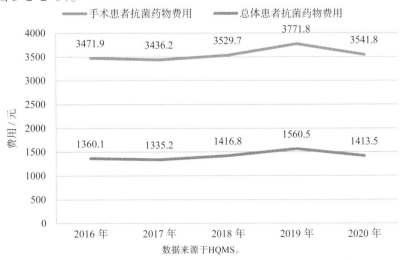

数据来源于 HQMS。

图 3-2-2-6　2016—2020 年脑出血患者术后抗菌药物费用情况

五、卫生经济学情况分析

2020 年 HQMS 数据库全国脑出血手术患者人均住院总费用为 84 879 元，人均自付费用为 28 339 元，相比于 2019 年的人均住院总费用 83 014 元，人均自付费用 28 274 元，分别升高了 2.2% 和降低了 0.2%，提示脑出血单病种医药费得到有效控制（表 3-2-2-3、图 3-2-2-7）。大部分省级行政区的付款方式与全国总体的付款方式分布情况相同，主要以医疗保险支付为主，城镇居民医疗保险占比逐年上升（图 3-2-2-8）。

表 3-2-2-3　2020 年各省级行政区脑出血患者次均住院费用（单位：元）

省级行政区	总体费用	手术患者费用	未接受手术患者费用
全国	38 162.5 ± 50 820.1	84 879.1 ± 65 521.0	25 307.6 ± 36 691.8
安徽	37 836.0 ± 54 606.5	89 997.4 ± 69 722.2	22 406.2 ± 37 193.0
北京	52 374.8 ± 66 598.8	114 851.4 ± 83 024.9	33 028.0 ± 45 743.6
福建	41 829.0 ± 55 091.4	95 725.2 ± 66 122.5	25 960.7 ± 39 177.2
甘肃	28 262.9 ± 39 250.6	56 265.7 ± 47 767.0	20 126.3 ± 32 119.4
广东	46 806.7 ± 63 827.0	95 827.0 ± 79 595.4	32 109.7 ± 49 594.2
广西	40 510.5 ± 52 653.1	84 572.1 ± 68 753.6	27 571.2 ± 38 223.4
贵州	42 801.8 ± 56 942.2	89 229.0 ± 70 783.8	28 606.9 ± 42 916.6
海南	41 915.0 ± 58 365.5	99 830.2 ± 80 630.4	26 713.1 ± 38 527.2
河北	44 525.5 ± 49 616.6	83 121.2 ± 58 498.9	28 137.3 ± 33 957.2
河南	47 976.8 ± 58 752.1	92 676.4 ± 69 458.1	31 851.8 ± 44 452.7
黑龙江	29 783.4 ± 34 486.8	67 466.3 ± 45 293.3	20 319.3 ± 22 950.0
湖北	38 391.3 ± 52 197.2	89 059.1 ± 69 913.9	25 209.9 ± 36 336.6
湖南	40 112.4 ± 53 290.5	90 277.3 ± 67 954.1	26 982.9 ± 39 290.3
吉林	32 222.1 ± 42 063.8	83 738.6 ± 56 708.4	21 611.4 ± 28 503.7
江苏	40 950.3 ± 54 043.4	100 556.8 ± 68 142.1	28 574.3 ± 40 893.7
江西	41 393.3 ± 50 725.3	88 847.4 ± 60 030.4	28 338.6 ± 38 728.5
辽宁	26 371.5 ± 38 633.7	74 782.2 ± 58 440.5	17 746.1 ± 25 654.4
内蒙古	27 722.4 ± 36 971.1	63 002.9 ± 52 178.3	19 411.3 ± 26 181.3
宁夏	33 692.0 ± 44 784.5	83 367.4 ± 66 702.5	22 949.8 ± 28 810.7
青海	31 851.1 ± 41 745.3	74 425.2 ± 58 509.9	23 256.3 ± 31 066.5
山东	37 162.5 ± 49 386.7	78 422.7 ± 62 982.2	24 117.1 ± 35 322.9
山西	40 347.3 ± 45 176.3	74 676.0 ± 53 903.4	26 392.2 ± 31 872.3
陕西	41 584.3 ± 50 964.2	80 467.3 ± 63 368.3	25 209.3 ± 33 099.6
上海	53 462.0 ± 67 648.7	132 287.4 ± 73 532.7	34 449.4 ± 50 163.8
四川	29 590.2 ± 37 946.9	76 434.7 ± 51 883.4	19 980.1 ± 25 311.2
天津	45 118.1 ± 57 683.5	99 577.8 ± 81 371.3	33 951.8 ± 43 821.8
西藏	46 736.9 ± 67 440.7	105 675.5 ± 90 079.3	26 385.5 ± 41 379.5
新疆	37 794.8 ± 54 260.3	80 089.3 ± 74 765.5	25 004.4 ± 37 952.3
云南	27 520.0 ± 35 987.9	54 642.0 ± 44 575.7	19 940.5 ± 28 964.5
浙江	35 519.2 ± 46 406.6	78 848.4 ± 52 771.1	23 008.5 ± 35 677.2
重庆	36 658.5 ± 49 272.1	88 388.4 ± 68 872.7	25 132.7 ± 34 399.1

注：数据来源于 HQMS。

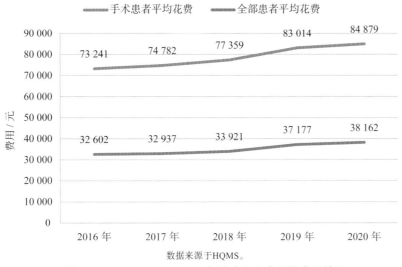

图 3-2-2-7 2016—2020 年脑出血患者住院费用情况

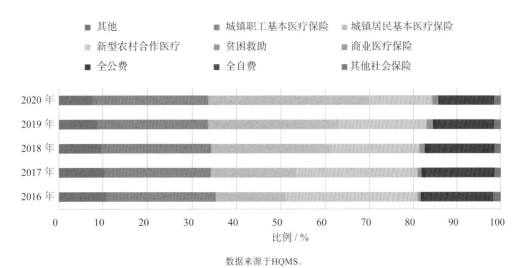

数据来源于HQMS。

图 3-2-2-8 2016—2020 年脑出血患者住院费用支付方式情况

第三节 烟雾病外科治疗医疗质量数据分析

烟雾病是一种病因不明，以双侧颈内动脉末端及大脑前动脉、大脑中动脉起始部慢性进行性狭窄或闭塞为特征，并继发颅底异常血管网形成的脑血管疾病。由于这种颅底异常血管网在脑血管造影图像上形似"烟雾"，故称为"烟雾病"。烟雾病在东亚国家高发，如中国、日本、韩国等。

烟雾病是我国青少年卒中的重要原因之一，近年来逐渐受到神经外科的重视，针对烟雾病的脑血运重建术得以迅速发展，年手术量逐年升高。然而，关于烟雾病在我国的发病率，目前国内的研究多为区域性研究，或是基于医疗保险数据库的调查，数据库覆盖人群不足，缺乏全国性的分析报告。

利用 HQMS 数据库，可以覆盖全国二级和三级医院，综合评价我国烟雾病患者的患病情况和地区差异性，以及开展脑血运重建术的医疗负担，对综合评估烟雾病的医疗负担，防治青年卒中有重要意义。

一、医院质量监测系统数据库查询结果

（一）医院质量监测系统数据库查询标准

本次调查纳入 2016 年 1 月 1 日—2018 年 12 月 31 日 HQMS 数据库中的医疗数据，其中主要诊断或其他诊断为烟雾病，ICD 编码为 I67.500。对收集到的医疗数据记录，按照患者身份信息进行匹配，查找同一患者的多次住院记录，并仅保留第一次住院病案的医疗记录以获得新发病例信息。此外，对于上述医疗数据，先选取其中行脑血运重建术的所有记录，再进行查重后保留首次行脑血运重建术的病案信息。人口基线数据来自国家统计局给出的官方数据（http://www.stats.gov.cn）。纳入和排除标准方面，主要依据年龄、性别、住院 / 出院科室、住院时长进行数据审查，剔除不合理的数据。

烟雾病首发临床症状分型方面，根据主要 / 其他诊断信息进行确认，具体分为癫痫型、出血型、梗死型及短暂性脑缺血发作或其他型。烟雾病合并症方面，重点关注高血压、糖尿病、脂代谢异常、自身免疫病以及先天性疾病的合并情况。烟雾病外科治疗方面，重点区分直接血运重建术和间接血运重建术的数据。烟雾病患者住院负担方面，重点关注住院时长、住院费用以及付款方式。

（二）医院质量监测系统数据库查询结果

1. 2016—2018 年烟雾病患者一般信息

在全国 1312 家医院中，共查询到 72 613 人次的烟雾病就诊病案，剔除 2933 例不合格病案信息（2377 例缺失必要的住院科室信息，98 例缺失必要的出院科室信息，422 例缺失性别数据，36 例存在异常年龄值），符合质量要求的共 69 680 人次就诊病案信息，经查重后，纳入统计分析的共有 47 443 例新发烟雾病患者的就诊信息。其中有 5763 例患者共开展 7482 次脑血运重建手术，经相同患者查重后，得到 3518 例烟雾病患者初次脑血运重建术为直接搭桥手术，3637 例患者初次手术为间接脑血运重建手术。患者来源地方面，有 985 例病案信息缺失。

2016—2018 年烟雾病的年平均发病率为 1.14 / 10 万（95%CI 1.120 ~ 1.156），并呈现逐年上升的趋势，每年发病例数见表 3-2-3-1。

表 3-2-3-1　2016—2018 年新发烟雾病患者数量

指标	2016 年	2017 年	2018 年
新发患者数量 / 例	12 213	14 659	20 571
发病率（例 /10 万）	0.883	1.055	1.474
95%CI	0.868 ~ 0.899	1.037 ~ 1.072	1.454 ~ 1.494

注：数据来源于 HQMS。

47 443 例新发烟雾病患者中男性患者为 22 625 例，女性患者为 24 818 例，男性的年平均发病率为 1.06 / 10 万（95%CI 1.04 ~ 1.08），女性的年平均发病率为 1.22 / 10 万（95%CI 1.19 ~ 1.25），整体上看，女性的发病率稍高于男性。年龄分布显示，年龄 < 20 岁的患者共有 1670 例，年龄 ≥ 20 岁的烟雾病患者共有 45 773 例，年龄 < 20 岁的患者年平均发病率为 0.18 / 10 万（95%CI 0.17 ~ 0.20），年龄 ≥ 20 岁的患者年平均发病率为 1.40 / 10 万（95%CI 1.38 ~ 1.42）。不同的年龄段发病率见图 3-2-3-1，我国烟雾病患者群体以成人患者多见，呈现单峰分布，与东亚其他国家如日本相比，儿童期发病高峰不显著。

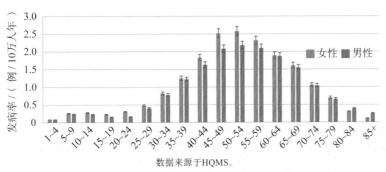

图 3-2-3-1　2016—2018 年新发烟雾病患者年龄、性别分布

2016—2018 年，烟雾病患者首发症状分型如下：出血型 12 822 例（27.0%），梗死型 19 801 例（41.7%），癫痫型 156 例（0.3%），短暂性脑缺血发作或其他型 14 664 例（30.9%）。不同年龄段中各首发症状分型分布情况见图 3-2-3-2。

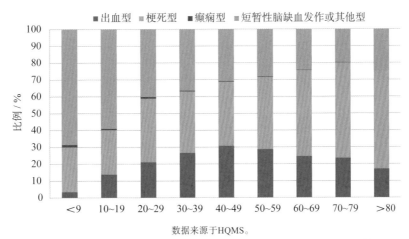

图 3-2-3-2　2016—2018 年新发烟雾病患者临床分型与年龄分组的关系

2. 2016—2018 年烟雾病患者地区发病差异

2016—2018 年，全国 1312 家医院获得的 69 680 例烟雾病病案信息中，患者就诊医院分布情况总体来看，不同省级行政区间的差异较明显，其中南方地区诊断烟雾病的相关医院较多，可能临床经验更加充足（图 3-2-3-3）。

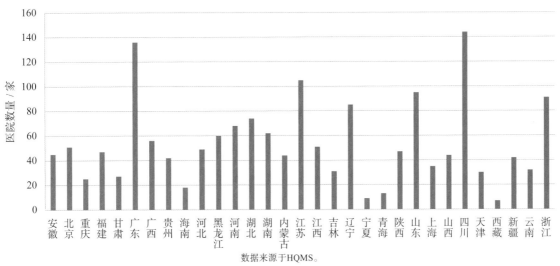

图 3-2-3-3　2016—2018 年各省级行政区烟雾病患者就诊医院数量分布

　　根据患者的身份信息，生成患者的来源地，并依照国家统计局发布的中国人口普查数据，进行各省级行政区烟雾病粗发病率计算以及年龄、性别调整后的标准化发病率计算。整体上看，烟雾病发病率有明显的地域差异，其中江西省、河南省、安徽省的发病率最高（表3-2-3-2），经空间自相关检验呈空间聚集性分布（$P=0.018$）。

表3-2-3-2　2016—2018年各省级行政区新发烟雾病发病率

省级行政区	患者数量/例	粗发病率/（例/10万人年）	年龄性别调整后的发病率/（例/10万人年）
安徽	3841	2.15	2.19
北京	804	1.37	1.30
重庆	394	0.46	0.44
福建	1237	1.12	1.17
甘肃	208	0.27	0.29
广东	3746	1.20	1.37
广西	834	0.60	0.66
贵州	434	0.42	0.48
海南	221	0.85	0.95
河北	2765	1.28	1.32
黑龙江	655	0.57	0.55
河南	6512	2.31	2.58
湖北	2731	1.59	1.58
湖南	877	0.44	0.45
内蒙古	551	0.74	0.73
江苏	2510	1.06	1.06
江西	3756	2.81	3.15
吉林	1050	1.27	1.23
辽宁	962	0.73	0.68
宁夏	75	0.40	0.43
青海	16	0.09	0.10
陕西	459	0.41	0.42
山东	5616	1.95	1.92
上海	597	0.86	0.83
山西	573	0.53	0.56
四川	1053	0.44	0.44
天津	201	0.52	0.44
西藏	5	0.06	0.07
新疆	258	0.39	0.42
云南	1360	0.99	1.11
浙江	2156	1.32	1.30

注：数据来源于HQMS。

3. 烟雾病患者临床合并症情况

烟雾病患者在临床上常合并多种合并症，如高血压、糖尿病等，多项研究证实了合并疾病在烟雾病预后的作用。本次统计中纳入的烟雾病患者合并症中以高血压最为多见（41.3%），不同临床分型烟雾病的合并症情况见表3-2-3-3。

表 3-2-3-3　烟雾病不同临床分型的合并症差异

	出血型 12 822（27.0%）	梗死型 19 801（41.7%）	癫痫型 156（0.3%）	短暂性脑缺血发作或其他型 14 664（30.9%）	总计 47 443（100%）
人口学信息					
年龄 / 岁	49.1 ± 11.4	50.4 ± 13.3	41.7 ± 16.6	45.2 ± 14.9	48.4 ± 13.6
＜20 岁 / 例（%）	153（1.2）	443（2.2）	17（10.9）	1057（7.2）	1670（3.5）
≥20 岁/例（%）	12 669（98.8）	19 358（97.8）	139（89.1）	13 607（92.8）	45 773（96.5）
女性 / 例（%）	7120（55.5）	9539（48.2）	69（44.2）	8090（55.2）	24 818（52.3）
合并症 / 例（%）					
高血压	4563（35.6）	10 712（54.1）	42（26.9）	4294（29.3）	19 611（41.3）
糖尿病	699（5.5）	4253（21.5）	14（9.0）	1505（10.3）	6471（13.6）
高脂血症	615（4.8）	2951（14.9）	14（9.0）	961（6.6）	4541（9.6）
自身免疫性疾病	12（0.1）	92（0.5）	——	48（0.3）	152（0.3）
先天性疾病	162（1.3）	282（1.4）	3（1.9）	231（1.6）	678（1.4）

注：数据来源于 HQMS。

4. 烟雾病患者住院负担

烟雾病目前在我国主要以外科治疗为主，但在初次发病时多以内科保守治疗为主。烟雾病病程相对较长，医疗负担较重，因此了解患者的住院费用对指导医保政策的制定有重要意义。本次调查中烟雾病患者的住院负担见表3-2-3-4。

表 3-2-3-4　2016—2018 年烟雾病患者住院负担

	2016 年（12 213 例）	2017 年（14 659 例）	2018 年（20 571 例）	总计（47 443 例）
住院费用 / 元	16 438.3 （8913.3～42 899.2）	15 684.7 （8678.2～42 534.5）	16 217.0 （8965.4～46 177.9）	16 092.2 （8879.8～44 419.8）
支付方式 / 例（%）				
城镇职工基本医疗保险	1581（12.9）	2216（15.1）	3752（18.2）	7549（15.9）
城镇居民基本医疗保险	3010（24.6）	3299（22.5）	4007（19.5）	10 316（21.7）
新型农村合作医疗保险	2551（20.9）	3034（20.7）	4019（19.5）	9604（20.2）
商业医疗保险	48（0.4）	51（0.3）	96（0.5）	195（0.4）
全自费	2812（23.0）	3099（21.1）	4308（20.9）	10 219（21.5）
其他	2211（18.1）	2960（20.2）	4389（21.3）	9560（20.2）

注：数据来源于 HQMS。

二、烟雾病外科治疗医疗数据质量及展望

从世界范围来看，我国烟雾病发病率总体较高，利用 HQMS 数据库的信息，可以了解我国烟雾病发病率的整体情况以及地区差异。本次数据质控调查显示，以江西省为主，河南省和安徽省 3 个地区共同构成烟雾病的相对高发区，整体上呈现聚集性分布。这对于未来针对烟雾病的病因学研究以及对我国卒中防治尤其是青年卒中的防止有重要参考意义。

2016—2018 年的烟雾病调查数据显示，烟雾病的发病率逐年上升，未来应持续评估烟雾病的综合诊疗水平。本次质控分析报告显示，不同年龄段烟雾病患者的临床类型和发病率差别较大。

医疗负担方面，随着我国经济的发展以及多项医保政策如新型农村合作医疗保险政策的开展，烟雾病的报销比例在逐年升高，自费比例逐年下降，患者医疗负担逐渐降低。

本次医疗数据质控分析旨在描述我国烟雾病患者的流行病学情况和一般临床信息，对于外科脑血运重建手术的开展和临床评估仅仅在手术数量层面。调研发现我国烟雾病患者外科干预比例较日本等国家低，外科治疗在未来有较大的发展空间。此外，未来的烟雾病医疗质控分析报告会进一步关注烟雾病外科干预的疗效和术后并发症情况，以期明确外科干预相关住院信息及各项费用指标，为将来进一步开展专项质控、修订临床路径以及医保政策的修订提供依据和数据基础。

（王　昊，杨书哲，黄亮然，赵　萌，姜朋军，张　东，王　硕）

第四部分

神经重症专业医疗质量数据分析

第一章
基于全国医疗质量数据抽样调查数据库的分析

第一节　神经重症资源配置分析

　　神经重症是神经科学与重症医学的交叉学科，临床诊疗对象是罹患神经系统疾病并存在或潜在器官功能障碍的重症患者，该患者群体具有高死亡率和高致残率等特点。NCU 为收治神经重症患者的独立或非独立的重症加强医疗病房 ICU。近 3 年来，随着国家神经系统疾病医疗质量控制中心的发展，神经重症质控工作也逐步进入正规、高速发展阶段。我们通过 NCIS 数据库对神经重症医疗的相关数据进行逐年调查分析，旨在明确神经重症医疗资源和质量控制相关指标的现状，为今后制定 NCU 建设指南和质控指标提供数据依据。

　　2020 年 NCIS 数据库的调查共有9134家医院上报信息，其中4430家医院设置有神经系统疾病相关科室（神经内科、神经外科、介入科、神经重症科其中之一即可），设有 NCU 的医院为637家（14.4%），共设置 NCU 单元873个。在设置有 NCU 的637家医院中，三级医院487家（76.5%），实际开放床位数为1533（1034 ~ 2349）张；二级医院150家（23.5%），实际开放床位数为769（550 ~ 982）张。

一、全国神经重症专业设置情况

　　NCU 作为一个新兴的亚专业，在全国各地发展尚不均衡。2020 年 NCIS 数据库调查结果显示，河南省、广东省和山东省的 NCU 数量超过40个，而宁夏回族自治区、新疆生产建设兵团及青海省的 NCU 数量少于5个。各省级行政区和新疆生产建设兵团设置 NCU 的医院情况见图4-1-1-1。

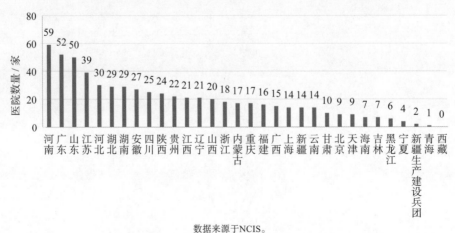

数据来源于NCIS。

图 4-1-1-1　2020 年设置 NCU 的医院数量

我国各地区对 NCU 的命名不统一，2020 年参与 NCIS 调查的 873 个 NCU 单元中，神经外科 ICU 395 个，神经内科 ICU 325 个，神经 ICU / 脑重症医学科 153 个。NCU 作为一个临床亚专科，其归属情况较为复杂，2020 年 NCIS 数据库的调查结果显示，690 个 NCU 为独立科室，具体归属情况见表 4-1-1-1。

表 4-1-1-1　2020 年 NCU 归属情况

	神经内科 ICU	神经外科 ICU	神经 ICU / 脑重症医学科	合计
NCU 数量 / 个（%）	325（37.2）	395（45.3）	153（17.5）	873（100）
独立设置 NCU 数 / 个（%）	271（39.3）	310（44.9）	109（15.8）	690（100）
归属医院	31（11.4）	26（8.4）	49（45.0）	106（15.4）
归属神经科相关科室	236（87.1）	266（85.8）	45（41.3）	547（79.2）
归属其他	4（1.5）	18（5.8）	15（13.7）	37（5.4）

注：数据来源于 NCIS。

二、全国神经重症人力资源配置情况

（一）神经重症监护病房医师人力资源情况

2020 年 NCIS 数据库显示设置 NCU 医院数量最多的省级行政区为河南省，共 60 家；设置 NCU 医院数量最少的省级行政区为青海省，仅 1 家医院设置了 NCU。河南省设置的 NCU 数量最多，共 75 个 NCU 单元，其 NCU 编制床位数共计 1104 张，平均每个 NCU 单元编制床位数为 14.7 张（表 4-1-1-2）。

NCIS 数据库显示，2020 年共 623 个（71.4%）NCU 单元设置专职医师，共 4996 人，每个 NCU 单元专职医师平均数为 8 人，较 2019 年统计数据增加 2 人；尚有 250 个（28.6%）NCU 单元未设置专职医师。各省 NCU 专职医师数量见表 4-1-1-2。NCU 医师床位比平均值为 0.66，较 2019 年医师床位比平均值 0.38 明显升高，各省级行政区及新疆生产建设兵团 NCU 的医师床位比见图 4-1-1-2。

表 4-1-1-2　2020 年 NCU 设置及人力资源情况

省级行政区	设置 NCU 医院 / 家	NCU / 个	NCU 编制床位 / 张	NCU 专职医师 / 人	NCU 护士 / 人
安徽	28	37	350	213	580
北京	9	12	141	58	148
福建	16	24	246	108	484
甘肃	10	14	105	70	192
广东	52	72	686	376	1388
贵州	23	30	387	173	416
海南	7	11	86	70	174
广西	15	24	271	130	354
河北	32	48	532	211	1019
河南	60	75	1104	648	1798
湖南	30	55	596	248	895
山东	50	63	711	354	1119
陕西	24	35	387	185	740
重庆	17	25	238	106	405
黑龙江	6	8	47	41	67
湖北	29	41	507	230	851

续表

省级行政区	设置 NCU 医院 / 家	NCU / 个	NCU 编制床位 / 张	NCU 专职医师 / 人	NCU 护士 / 人
吉林	7	9	169	57	297
江苏	39	54	629	211	1025
江西	22	27	424	235	586
辽宁	21	24	322	178	425
内蒙古	17	25	295	123	402
宁夏	4	6	68	41	97
青海	1	1	3	12	18
山西	21	30	293	111	461
上海	14	20	176	169	362
四川	25	34	449	235	688
天津	9	11	114	75	251
新疆生产建设兵团	2	3	50	25	72
新疆	14	19	122	110	319
云南	15	17	166	97	311
浙江	18	19	147	96	421
西藏	0	0	0	0	0
合计	637	873	9821	4996	16 365

注：数据来源于 NCIS。

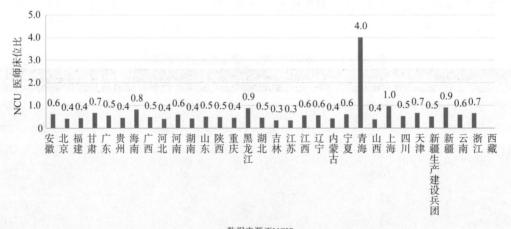

数据来源于NCIS。

图 4-1-1-2　2020 年 NCU 医师床位比

参与 2020 年 NCIS 调查的 4996 名 NCU 专职医师中，医师专科执业背景如下：神经内科 1800 人（36.0%），神经外科 1581 人（31.6%），重症医学科 1104 人（22.1%），麻醉学 68 人（1.4%），急诊医学 209 人（4.2%），其他专业 234 人（4.7%）（表 4-1-1-3）。

表 4-1-1-3　2020 年 NCU 专职医师执业背景情况 [单位：人（%）]

执业背景	神经内科 NCU	神经外科 NCU	神经 NCU / 脑重症医学科	合计
重症医学	411（19.9）	393（19.8）	300（31.7）	1104（22.1）
神经内科	1435（69.6）	112（5.6）	253（26.7）	1800（36.0）
神经外科	47（2.3）	1290（65.0）	244（25.8）	1581（31.6）
麻醉学	19（0.9）	34（1.7）	15（1.6）	68（1.4）
急诊医学	74（3.6）	88（4.4）	47（5.0）	209（4.2）
其他	77（3.7）	70（3.5）	87（9.2）	234（4.7）
合计	2063（100）	1987（100）	946（100）	4996（100）

注：数据来源于 NCIS。

另外，在 NCU 专职医师的职称方面，高级职称共 1880 人（37.6%），中级职称 1992 人（39.9%）、初级职称及以下共 1124 人（22.5%）；在学历方面，博士 678 人（13.6%），硕士 2403 人（48.1%），学士 1864 人（37.3%）；年龄方面，51.2% 医师在 30～39 岁，18.0% 的医师年龄≥50 岁（图 4-1-1-3）。

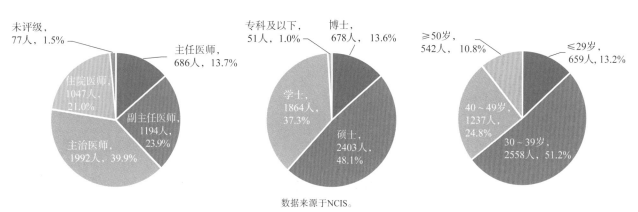

数据来源于 NCIS。

图 4-1-1-3　2020 年 NCU 专职医师职称、学历及年龄分布

491 个 NCU 单元设置了主任或专门的科室负责人，其中主任或科室负责人的职称为主任医师的 NCU 单元数 287 个（58.4%），职称为副主任医师的 NCU 单元数 178 个（36.3%），职称为主治医师的 NCU 单元数 24 个（4.9%），职称为住院医师的 NCU 单元数 1 个（0.2%），职称为其他的 NCU 单元数 1 个（0.2%）；在主任或科室负责人的学位方面，主任或科室负责人学历为博士的 NCU 单元数 117 个（23.8%），学历为硕士的 181 个（36.9%），学历为学士的 192 个（39.1%），学历为专科及以下的 1 个（0.2%）。

（二）全国神经重症监护病房护士人力资源情况

2020 年 NCIS 调查显示 NCU 专职护士共 16 365 名，护士床位比平均值为 1.84，各省级行政区和新疆生产建设兵团的 NCU 护士床位比详见图 4-1-1-4。

专职 NCU 护士中，主任护师 170 人（1.0%），副主任护师 585 人（3.6%）、中级职称 4593 人（28.1%），初级职称 9883 人（60.4%），未评级 1134 人（6.9%）。学历方面，硕士及以上 268 人（1.6%），学士 8881 人（54.3%），专科及以下 7216 人（44.1%）。年龄方面，≤29 岁的护士 8349 人（51.0%），30～39 岁的护士 6860 人（41.9%），40～49 岁的护士 1027 人（6.3%），≥50 岁的护士 129 人（0.8%），NCU 中护士人力资源情况详见图 4-1-1-5。

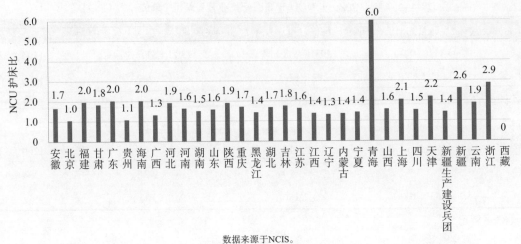

数据来源于NCIS。

图 4-1-1-4　2020 年 NCU 护士床位比

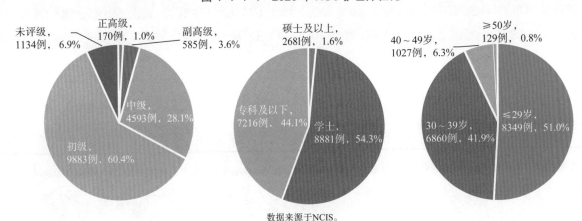

数据来源于NCIS。

图 4-1-1-5　2020 年 NCU 护士职称、学历及年龄分布

三、神经重症医学设备配置情况

NCU 除了配置监护仪、呼吸机、血滤机等 ICU 通用的仪器外，神经系统特有的监测设备，如有创颅内压监测仪、EEG 仪、经颅多普勒超声仪等也有配置，各地区仪器设备配置情况见表 4-1-1-4。

表 4-1-1-4　2020 年 NCU 设备配置情况（单位：台）

省级行政区	经颅多普勒超声仪	EEG 仪	有创颅内压监测仪	普通冰毯机	包裹式体表降温设备	血管内降温设备	移动 CT
安徽	12	26	30	61	10	1	1
北京	8	10	11	28	0	1	0
福建	16	15	37	47	8	0	1
甘肃	7	13	12	16	5	0	0
广东	45	64	111	194	31	3	5
贵州	21	45	54	43	10	1	1
海南	3	4	11	34	1	0	0
广西	10	17	42	46	5	2	0
河北	20	38	49	144	13	1	0
河南	51	114	55	245	37	3	1
湖南	20	51	43	119	37	12	0

续表

省级行政区	经颅多普勒超声仪	EEG 仪	有创颅内压监测仪	普通冰毯机	包裹式体表降温设备	血管内降温设备	移动 CT
山东	29	37	83	193	23	5	2
陕西	11	19	49	112	28	0	0
重庆	15	29	37	28	7	0	0
黑龙江	8	7	3	15	0	0	1
湖北	75	48	61	92	26	3	2
吉林	11	6	12	33	2	0	1
江苏	27	56	90	161	36	0	4
江西	6	23	37	46	2	0	2
辽宁	12	17	6	35	5	0	0
内蒙古	18	27	9	45	5	0	2
宁夏	1	5	4	15	7	0	1
青海	0	0	0	0	0	0	0
山西	12	27	15	59	25	0	1
上海	11	16	61	67	16	18	1
四川	34	36	52	70	20	7	3
天津	6	8	58	38	7	0	2
新疆生产建设兵团	4	1	2	9	12	0	0
新疆	12	14	13	41	2	3	2
云南	13	17	19	30	21	0	0
浙江	8	12	56	34	3	0	0
西藏	0	0	0	0	0	0	0
合计	526	802	1122	2100	404	60	34

注：表中数据为不同省级行政区配置设备的总数。数据来源于 NCIS。

第二节　神经重症医疗质量控制指标分析

一、病情评估类指标

2020 年 NCIS 数据显示，在病情评估类质控指标方面，意识水平评估、APACHE Ⅱ 评分、镇痛镇静评估、VTE 评估及 VTE 机械预防使用率等指标均值均在 50% 以上；应用血管活性药物患者有创循环监测率、谵妄评估率等指标达成率相对较低，需进一步提高；在高渗透治疗的规范使用方面，仍存在一定不足。整体上，相较 2019 年，2020 年对神经重症患者的意识水平评估率、VTE 评估及机械预防使用率、镇静治疗评估率、谵妄评估率等指标均有所升高（图 4-1-2-1）。

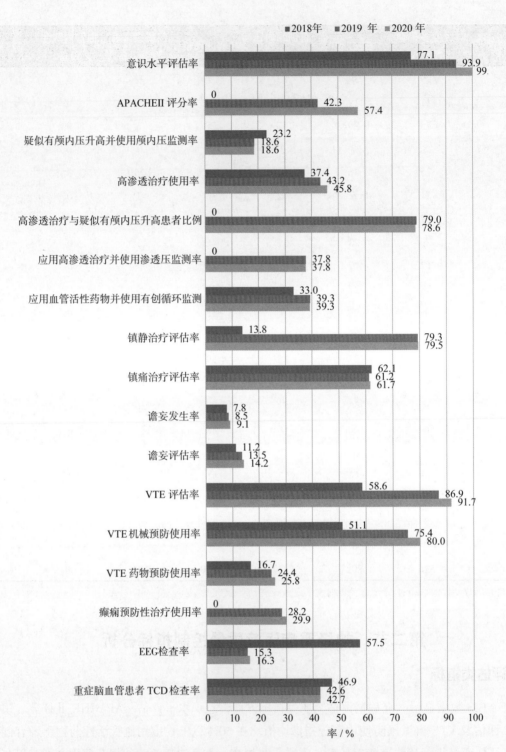

APACHE Ⅱ—急性生理学及慢性健康状况评分系统；VET—深静脉血栓；TCD—经颅多普勒。数据来源于NCIS。

图 4-1-2-1　2018—2020 年神经重症质控指标 – 病情评估类

二、医院感染控制、脱机拔管及重返类指标情况

在医院感染控制、脱机拔管及重返类指标方面，疑似中枢神经系统感染时病原学标本送检率、抗菌药物治疗前病原学送检率、机械通气患者脱机拔管相关评估率等项目执行率均值均在 50% 以上。相较 2019 年，2020 年呼吸机相关性肺炎感染率显著下降；在气道管理方面，气管插管拔管后 48 h 内再插管率、格拉斯哥昏迷评分 ≤ 8 分患者的人工气道保有率均略有增高，表明神经重症专业的医师们倾向于提高运行效率（图 4-1-2-2）。

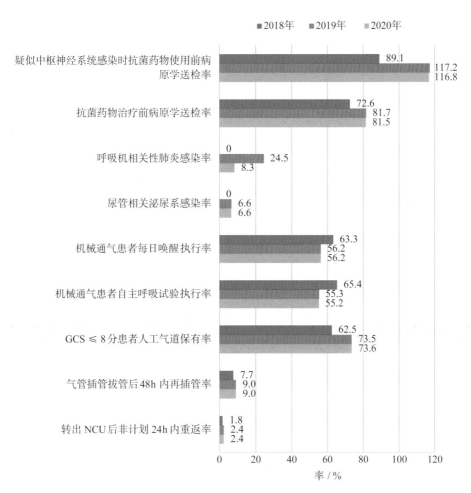

GCS—格拉斯哥昏迷评分。数据来源于NCIS。

图 4-1-2-2　2018—2020 年神经重症质控指标 – 感染控制、脱机拔管及重返指标

（苗明月，张琳琳，周建新）

第二章

基于医院质量监测系统数据库的分析

本节数据来源于 2016—2020 年 HQMS 数据库，对重症医学科病历首页中主要诊断为脑血管病等神经系统疾病的疾病编码的医疗质量数据进行提取分析。

第一节　神经重症服务体量分析

一、神经重症患者数量情况

2016—2019 年 NCU 逐年收治患者数量呈增长趋势，2020 年由于新型冠状病毒肺炎疫情影响，收治患者数量较前呈下降趋势。2020 年 HQMS 数据库中 NCU 收治患者 288 737 人次，其中男性患者 181 477 人次，占比 62.9%（表 4-2-1-1、图 4-2-1-1）。

表 4-2-1-1　2016—2020 年 NCU 年收治患者数量 [单位：人次（ % ）]

年份	年收治患者	男性	女性	其他
2016 年	280 804（16.9）	171 271（61.0）	105 438（37.5）	4095（1.5）
2017 年	313 504（18.9）	191 465（61.1）	117 356（37.4）	4683（1.5）
2018 年	354 813（21.3）	216 662（61.1）	133 008（37.5）	5143（1.4）
2019 年	424 373（25.5）	262 697（61.9）	159 874（37.7）	1802（0.4）
2020 年[①]	288 737（17.4）	181 477（62.9）	106 459（36.9）	801（0.3）
合计	1 662 231（100）	1 023 572（61.6）	622 135（37.4）	16 524（1.0）

注：① 2020 年数据仅检索三级公立医院。数据来源于 HQMS。

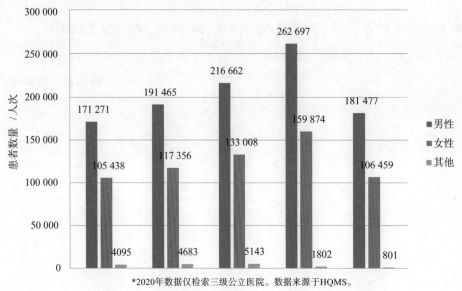

*2020年数据仅检索三级公立医院。数据来源于HQMS。

图 4-2-1-1　2016—2020 年 NCU 收治患者性别情况

二、神经重症患者年龄情况

2020 年 NCU 收治神经重症患者平均年龄为 57.3 ± 20.6 岁，与 2019 年收治的患者相比，年龄呈下降趋势（表 4-2-1-2）。

表 4-2-1-2 2020 年 NCU 收治患者的年龄情况（单位：岁）

年份	$\bar{x} \pm s$	$M(P_{25} \sim P_{75})$
2016 年	61.5 ± 21.5	66.0（52.0 ~ 77.0）
2017 年	61.9 ± 21.4	66.0（52.0 ~ 77.0）
2018 年	62.0 ± 21.3	66.0（53.0 ~ 77.0）
2019 年	62.4 ± 21.1	67.0（53.0 ~ 77.0）
2020 年	57.3 ± 20.6	61.0（48.0 ~ 72.0）
合计	61.0 ± 21.2	65.2（51.6 ~ 76.0）

注：数据来源于 HQMS。

三、神经重症患者就诊医院省份及常住省份情况

2016—2020 年，NCU 收治患者就诊医院省份及常住省份情况见图 4-2-1-2，患者就诊医院省份及常住省份前 3 位为河南省、四川省和江苏省。同时统计各省级行政区患者就诊数与常住患者数之差，计算比例，反映患者异地就医流入、流出情况。异地就医患者输入数量，即患者去向省级行政区前 3 位为江苏省、广东省和浙江省；患者输出数量，即患者来源省级行政区前 3 位为安徽省、河北省和河南（图 4-2-1-3）。

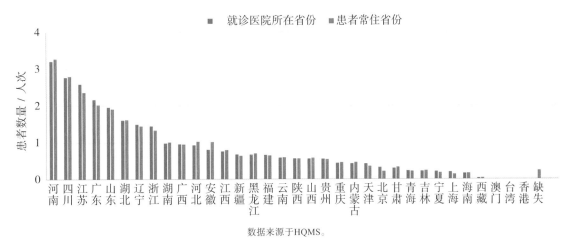

数据来源于 HQMS。

图 4-2-1-2 2020 年各省级行政区三级公立医院 NCU 收治患者数量

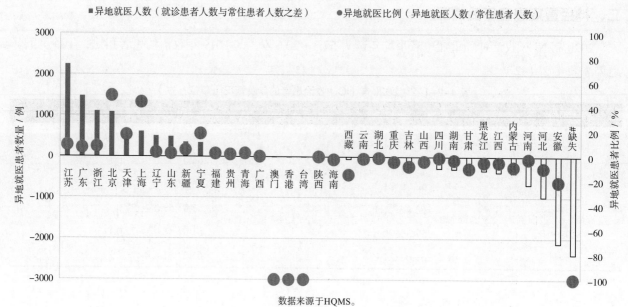

数据来源于HQMS。

图 4-2-1-3　2020 年 NCU 收治患者异地就医情况

四、神经重症患者费用情况

2016—2020 年，NCU 收治患者平均总费用为 57 830.5 元，其中平均自付费用 18 513.5 元，平均自付费用占平均住院费用的 32.0%。患者自付住院费用逐年情况见图 4-2-1-4。

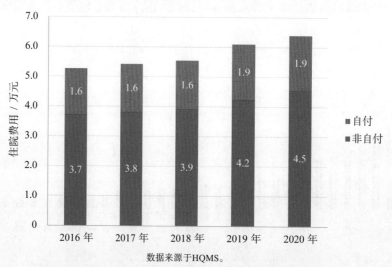

数据来源于HQMS。

图 4-2-1-4　2016—2020 年 NCU 收治患者住院费用情况

另外，合并统计实验室、影像学及临床诊断项目费（简称诊断费），合并统计检查、治疗及手术用一次性医用材料费（简称材料费），合并统计一般医疗服务及治疗操作费，合并统计血液制品、蛋白类、凝血因子及细胞因子费，合并统计中成药及中草药费。患者住院费用构成情况见表 4-2-1-3，住院费用构成比见图 4-2-1-5。花费前 3 位为西药费、诊断费和材料费。

表 4-2-1-3　2016—2020 年 NCU 收治患者住院费用情况（单位：元）

费用类别	2016 年	2017 年	2018 年	2019 年	2020 年
西药费	17 774.4	16 549.3	15 382.7	17 040.2	16 627.6
实验室、影像学及临床诊断项目费	9494.3	10 175.2	10 917.7	12 213.8	11 402.0
检查、治疗及手术用一次性医用材料费	7844.7	8728.0	9247.2	10 571.4	11 810.7
一般医疗服务及治疗操作费	6735.4	7135.9	7684.4	8021.4	7594.9
抗菌药物费	3129.8	3027.5	2944.2	3339.6	2498.7
护理费	2071.6	2441.8	2753.4	2865.3	2972.0
手术治疗费	1351.3	1637.0	1906.0	2280.1	3288.4
血液制品、蛋白类、凝血及细胞因子费	1121.7	1182.5	1170.4	1378.0	947.3
中成药及中草药费	827.0	747.0	658.1	619.6	489.1
康复费	234.9	268.2	336.1	403.3	453.4
住院总费用	50 585.1	51 892.4	53 000.2	58 732.7	58 084.1

注：数据来源于 HQMS。

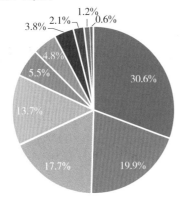

- 西药费
- 实验室、影像学及临床诊断项目费
- 检查、治疗及手术用一次性医用材料费
- 一般医疗服务及治疗操作费
- 抗菌药物费
- 护理费
- 手术治疗费
- 血液制品、蛋白类、凝血因子及细胞因子费
- 中成药及中草药费
- 康复费

图例按降序排列。数据来源于 HQMS。

图 4-2-1-5　2016—2020 年 NCU 收治患者住院费用构成情况

五、神经重症患者医疗保险情况

2016—2020 年，NCU 收治患者的医疗保险情况见表 4-2-1-4 和图 4-2-1-6，前 3 位支付方式为城镇职工基本医疗保险、城镇居民基本医疗保险和全自费。

表 4-2-1-4　2016—2020 年 NCU 收治患者医疗保险情况（单位：人次）

支付方式	2016 年	2017 年	2018 年	2019 年	2020 年	合计
城镇职工基本医疗保险	82 883	91 812	107 339	127 107	67 805	95 389
城镇居民基本医疗保险	36 137	48 953	75 599	108 380	84 608	70 735
新型农村合作医疗	62 521	63 578	53 567	61 768	35 160	55 319
贫困救助	1073	1630	2548	3235	2683	2234
商业医疗保险	1078	1291	1359	1384	1352	1293
全公费	8399	8352	8828	9296	3109	7597
全自费	58 273	64 923	70 162	73 465	70 253	67 415
其他社会保险	4546	5133	6090	6932	4337	5408
其他	25 894	27 832	29 321	32 806	19 430	27 057

注：数据来源于 HQMS。

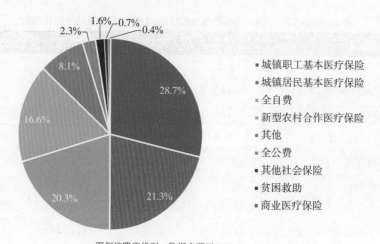

图例按降序排列。数据来源于HQMS。

图 4-2-1-6　2020 年 NCU 收治患者费用支付情况

城镇职工基本医疗保险
城镇居民基本医疗保险
全自费
新型农村合作医疗保险
其他
全公费
其他社会保险
贫困救助
商业医疗保险

六、神经重症患者转归情况

2016—2020 年，NCU 收治患者平均住院日为 16.8 d，患者离院方式以医嘱离院为主（表 4-2-1-5）。

表 4-2-1-5　2016—2020 年 NCU 收治患者的离院方式情况 [单位：人次（%）]

离院方式	2016 年	2017 年	2018 年	2019 年	2020 年
医嘱离院	154 643（55.1）	173 208（55.2）	200 734（56.6）	235 563（55.5）	156 186（54.1）
医嘱转院	5539（2.0）	6659（2.1）	8015（2.3）	13 033（3.1）	12 470（4.3）
非医嘱离院	67 260（24.0）	77 482（24.7）	86 139（24.3）	107 857（25.4）	78 778（27.3）
死亡	34 283（12.2）	37 192（11.9）	39 978（11.3）	48 104（11.3）	32 271（11.2）
其他	19 079（6.8）	18 963（6.0）	19 947（5.6）	19 816（4.7）	9032（3.1）

注：数据来源于HQMS。

2020 年 NCU 收治患者中共计 32 771 例死亡，占比 11.3%，死亡患者中有 1013 例进行了尸检，占比 3.1%（图 4-2-1-7）。

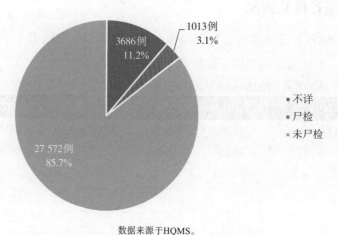

数据来源于HQMS。

图 4-2-1-7　2020 年 NCU 中死亡患者尸检比例

不详
尸检
未尸检

七、神经重症患者的有创操作情况

NCU 常见有创操作包括气管内插管、深静脉穿刺、机械通气、气管切开以及连续性肾脏替代治疗。2016—2020 年 NCU 常见有创操作情况见表 4-2-1-6 和图 4-2-1-8。

表 4-2-1-6 2016—2020 年 NCU 常见有创操作 [单位：例（%）]

操作	2016 年	2017 年	2018 年	2019 年	2020 年
气管内插管	26 165（9.3）	32 884（10.5）	47 284（13.3）	75 989（17.9）	63 542（22.0）
深静脉穿刺	10 671（3.8）	16 737（5.3）	37 483（10.6）	70 176（16.5）	52 868（18.3）
机械通气	11 331（4.0）	15 048（4.8）	30 389（8.6）	56 492（13.3）	52 934（18.3）
连续性肾脏替代治疗	532（0.2）	972（0.3）	3022（0.9）	7384（1.7）	2524（0.9）
气管切开	9718（3.5）	11 117（3.6）	14 027（3.9）	20 908（4.9）	15 141（5.2）

注：数据来源于 HQMS。

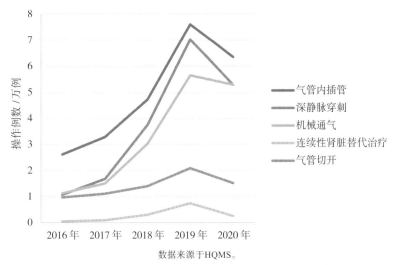

数据来源于HQMS。

图 4-2-1-8 2016—2020 年 NCU 常见的有创操作情况

2020 年 NCU 收治的神经重症患者中，进行气管内插管 63 542 例，深静脉穿刺 52 868 例，机械通气 52 934 例，气管切开 15 141 例，连续性肾脏替代治疗 2524 例（图 4-2-1-9）。

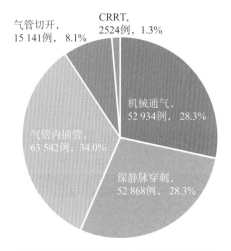

CRRT—连续性肾脏替代治疗。数据来源于HQMS。

图 4-2-1-9 2020 年 NCU 常见有创操作情况

第二节 神经重症重点疾病及有创操作质量分析

一、神经重症重点疾病诊断情况

2020 年 NCU 收治患者的主要诊断第 1 位为脑出血，共计 72 752 人次，占收治患者总人次的 25.2%，第 2 位和第 3 位分别为脑梗死及颅脑损伤，其他常见的主要诊断见表 4-2-2-1。

表 4-2-2-1　2020 年 NCU 患者主要诊断情况（前 20 位）

排序	ICD 编码	主要诊断	患者数量 / 人次	比例 /%
1	I61	脑出血	72 752	25.2
2	I63	脑梗死	56 031	19.4
3	S06	颅脑损伤	49 765	17.2
4	I60	蛛网膜下腔出血	17 633	6.1
5	G93	脑的其他疾患	10 111	3.5
6	G40	癫痫	5674	2.0
7	I67	其他脑血管病	5561	1.9
8	G45	短暂性脑缺血发作和相关的综合征	4339	1.5
9	I62	其他非创性颅内出血	4309	1.5
10	I69	脑血管病后遗症	3518	1.2
11	G41	癫痫状态	3449	1.2
12	T07	未特指的多部位损伤	3167	1.1
13	Q21	心间隔先天性畸形	2849	1.0
14	R40	木僵、嗜睡和昏迷	2175	0.8
15	G04	脑炎、脊髓炎和脑脊髓炎	2160	0.7
16	S02	颅骨和面部骨折	2053	0.7
17	A86	病毒性脑炎	1989	0.7
18	S14	颈部水平的神经和脊髓损伤	1989	0.7
19	C71	大脑星形细胞瘤	1924	0.7
20	G06	颅内和脊柱内脓肿及肉芽肿	1579	0.5

注：数据来源于 HQMS。

二、重症蛛网膜下腔出血患者情况

2020 年重点统计了重症蛛网膜下腔出血患者的数据，蛛网膜下腔出血的 ICD 编码中有 8 类亚型，这 8 类亚型的患者数量在 2016—2020 年均呈逐年上升趋势（表 4-2-2-2、图 4-2-2-1）。

表 4-2-2-2　2020 年重症蛛网膜下腔出血 8 类亚型患者数量（单位：例）

ICD 编码	主要诊断	2016 年	2017 年	2018 年	2019 年	2020 年
I60.0	颈内动脉虹吸段及颈动脉分叉处	191	276	411	599	835
I60.1	大脑中动脉	502	661	904	1232	1717
I60.2	前交通动脉	948	1225	1608	2067	2593
I60.3	后交通动脉	715	936	1245	1431	1950
I60.4	基底动脉	110	97	170	273	398

ICD 编码	主要诊断	2016 年	2017 年	2018 年	2019 年	2020 年
I60.5	椎动脉	35	55	88	176	229
I60.6	颅内其它动脉 （涉及多处颅内动脉的）	69	108	216	330	504
I60.7	未明确的颅内动脉 （浆果动脉瘤破裂先天性蛛网膜下腔出血）	684	985	1123	1609	2137

注：数据来源于HQMS。

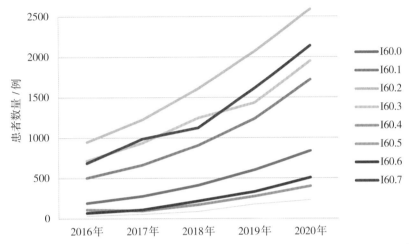

I60.0—颈内动脉及颈动脉分叉处SAH；I60.1—大脑中动脉SAH；I60.2—前交通动脉SAH；I60.3—后交通动脉SAH；
I60.4—基底动脉SAH；I60.5—椎动脉SAH；I60.6—其他动脉SAH；I60.7—未明确的颅内动脉SAH；SAH—蛛网膜下腔出血。数据来源于HQMS。

图 4-2-2-1　2016—2020 年重症蛛网膜下腔出血患者数量

三、神经重症重点病种患者情况

（一）神经重症重点病种患者人口学特征

在 2020 年 HQMS 上报数据中，NCU 常见且具有专科特点的疾病包括脑出血、脑梗死、颅脑损伤和蛛网膜下腔出血。统计以这 4 种疾病为主要诊断的患者信息，可见蛛网膜下腔出血的女性患者更多（59.6%），而其余 3 类均以男性患者为主。这 4 类主要诊断疾病中，颅脑损伤的平均发病年龄最低，脑梗死的平均发病年龄最高（表 4-2-2-3、图 4-2-2-2）。

表 4-2-2-3　2020 年 NCU 收治重点病种患者基本信息

指标	脑出血	脑梗死	颅脑损伤	蛛网膜下腔出血
人数 / 例（%）	72 752（25.2）	56 031（19.4）	49 765（17.2）	17 633（6.1）
平均年龄 / 岁	61.0 ± 14.1	68.6 ± 12.9	52.7 ± 20.5	60.3 ± 13.6
性别 / 例（%）				
男性	47 675（65.5）	34 165（61.0）	36 475（73.3）	7094（40.2）
女性	24 873（34.2）	21 650（38.6）	13 206（26.5）	10 498（59.6）
其他	204（0.3）	216（0.4）	84（0.2）	41（0.2）

注：数据来源于HQMS。

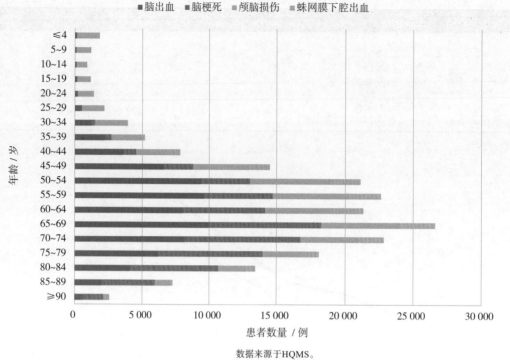

数据来源于HQMS。

图 4-2-2-2　2020 年 NCU 收治重点病种患者年龄情况

（二）神经重症重点病种患者卫生经济学及结局指标

2020 年，NCU 收治前 4 位诊断患者中，脑梗死患者住院时长最短，颅脑损伤患者住院较长；蛛网膜下腔出血患者平均住院总费用最高（96 019.8 元）；颅脑损伤患者尸检比例最高（6.9%）；颅脑损伤患者的住院死亡率最高（21.6%），脑梗死患者死亡率较低（8.2%）；付费方式中，颅脑损伤患者的自费比例最高（57.4%），详见表 4-2-2-4。

表 4-2-2-4　2020 年 NCU 收治重点病种患者卫生经济学及结局指标

指标	脑出血 （72 752 例）	脑梗死 （56 031 例）	颅脑损伤 （49 765 例）	蛛网膜下腔出血 （17 633 例）
平均住院日 / d	17.5	13.5	20.8	14.7
住院日中位数 / d	10.0（2.0 ~ 23.0）	9.0（4.0 ~ 15.0）	12.0（3.0 ~ 26.0）	10.0（2.0 ~ 19.0）
平均住院总费用 / 元	62 406.0	50 134.6	73 622.4	96 019.8
死亡患者尸检比例/例（%）	43（0.5）	28（0.6）	744（6.9）	11（0.6）
31 d 重返计划 / 例（%）	67 689（93.0）	52 923（94.5）	46 151（92.7）	16 538（93.8）
异地就诊 / 例（%）	10 602（14.6）	6158（11.0）	7122（14.3）	2259（12.8）
离院方式 / 例（%）				
医嘱离院	31 887（43.8）	31 278（55.8）	23 426（47.1）	8420（47.8）
医嘱转院	3295（4.5）	2365（4.2）	2288（4.6）	1010（5.7）
非医嘱离院	25 992（35.7）	16 011（28.6）	12 024（24.2）	5749（32.6）
死亡	9114（12.5）	4613（8.2）	10 752（21.6）	1930（10.9）
其他	2464（3.4）	1764（3.1）	1275（2.6）	524（3.0）

指标	脑出血 （72 752 例）	脑梗死 （56 031 例）	颅脑损伤 （49 765 例）	蛛网膜下腔出血 （17 633 例）
医保类型 / 例（%）				
城镇职工基本医疗保险	17 749（24.4）	19 583（35.0）	4066（8.2）	4084（23.2）
城镇居民基本医疗保险	26 677（36.7）	18 744（33.5）	7060（14.2）	6756（38.2）
新型农村合作医疗保险	10 144（13.9）	7314（13.0）	3894（7.8）	2566（14.5）
贫困救助	930（1.3）	517（0.9）	282（0.6）	140（0.8）
商业医疗保险	205（0.3）	97（0.2）	609（1.2）	47（0.3）
全公费	592（0.8）	469（0.8）	811（1.6）	136（0.8）
全自费	10 649（14.6）	5240（9.4）	28 582（57.4）	2516（14.3）
其他社会保险	801（1.1）	923（1.6）	654（1.3）	243（1.4）
其他	5005（6.9）	3144（5.6）	3807（7.7）	1145（6.5）

注：数据来源于 HQMS。

（三）神经重症重点病种有创操作实施情况

2020 年在 NCU 收治患者中，4 类主要诊断中最常使用的有创操作均为气管内插管；脑出血患者气管插管比例最高，为 28.5%，脑梗死患者气管插管的比例最低，为 21.1%（表 4-2-2-5）。

表 4-2-2-5　2020 年 NCU 收治重点病种患者有创操作情况 [单位：例（%）]

操作项目	总体患者 （288 737 例）	脑出血 （72 752 例）	脑梗死 （56 031 例）	颅脑损伤 （49 765 例）	蛛网膜下腔出血 （17 633 例）
机械通气	52 934（18.3）	16 167（22.2）	8183（14.6）	9908（19.9）	4142（23.5）
深静脉穿刺	52 868（18.3）	15 835（21.8）	9525（17.0）	11 221（22.5）	3732（21.2）
气管内插管	63 542（22.0）	20 744（28.5）	11 809（21.1）	12 201（24.5）	4553（25.8）
气管切开	15 141（5.2）	6217（8.5）	1448（2.6）	3807（7.6）	1098（6.2）
CRRT	2524（0.9）	889（1.2）	382（0.7）	451（0.9）	128（0.7）

注：CRRT—连续性肾脏替代治疗。数据来源于 HQMS。

（苗明月，张琳琳，周建新）

第五部分

神经介入专业医疗质量数据分析

第一章

基于国家医疗质量管理与控制信息网的神经介入医疗质量分析

一、神经介入工作开展情况

2020 年 1 月 1 日—12 月 31 日，国家卫生健康委医政医管局通过 NCIS 开展全国医疗质量数据抽样调查，全国共 9134 家医院填报了相关数据，其中 1885 家医院开展了神经介入工作，具体数据见表 5-1-0-1，全国开展神经介入工作的医院区域分布见图 5-1-0-1。

表 5-1-0-1　2020 年 NCIS 数据库全国医院开展神经介入工作的情况 [单位：% (n/N)]

医疗机构	神经介入开展率
总体	20.6（1885 / 9134）
医疗机构级别	
三级医院	57.8（1229 / 2128）
二级医院	9.6（648 / 6761）
未定级医院	3.3（8 / 245）
所有制形式	
公立医院	25.7（1720 / 6684）
民营医院	6.7（165 / 2450）
机构类别	
综合医院	20.9（1866 / 8949）
专科医院	10.3（19 / 185）
医疗机构隶属关系	
县（区）属	15.8（894 / 5659）
地市属	26.4（644 / 2442）
地市属大学直属附属	37.2（16 / 43）
省（自治区、直辖市）属	38.9（214 / 550）
省部属大学直属附属	48.6（51 / 105）
委属委管（仅限国家 44 家）	97.7（43 / 44）
其他	7.9（23 / 291）

2020 年 NCIS 数据库神经介入调查的 1885 家医院中，12% 的医院成立了专业的神经介入科来开展神经介入工作，神经内科和神经外科开展神经介入工作的比例相似，全国专业科室开展神经介入工作的比例见图 5-1-0-2。在所有开展神经介入工作的科室中，神经外科和神经内科各占 39%，神经介入科仅占 6%，全国开展神经介入工作的科室分布详细数据见图 5-1-0-3。

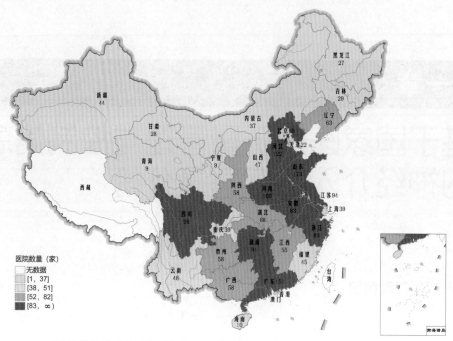

地图中数据不包含我国港、澳、台地区。数据来源于国家医疗质量管理与控制信息网。

图 5-1-0-1 2020 年全国开展神经介入工作的医院区域分布

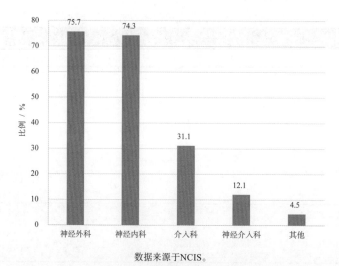

数据来源于NCIS。

图 5-1-0-2 2020 年全国开展神经介入工作的专业科室情况

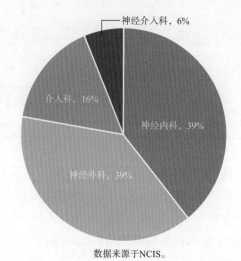

数据来源于NCIS。

图5-1-0-3 2020年全国开展神经介入工作的科室分布情况

整体来看，我国的神经介入工作发展迅速，1970年以来，全国新开展神经介入工作的医院数量逐年增长，半数以上的医院是在2015年后开始开展神经介入工作的，具体情况见图5-1-0-4。

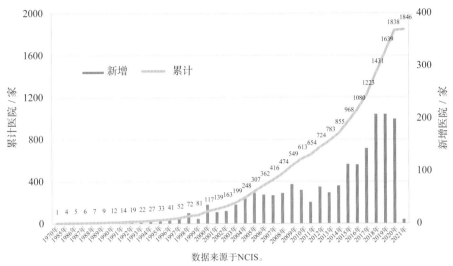

数据来源于NCIS。

图 5-1-0-4 1970—2021年全国开展神经介入工作的医院数量

二、神经介入医疗资源配置情况

2020年NCIS神经介入调查的1885家医院中，神经介入编制床位数共34 995张，医院平均床位中位数12（5～35）张；神经介入实际开放床位数共62 486张，医院平均床位中位数15（5～35）张；神经介入DSA机器数量共3121台，中位数1（1～2）台；能够独立完成神经介入手术的医师共8288人，中位数为3（2～5）人；神经介入手术护士共8693人，中位数3（2～6）人；神经介入专业技师共4471人，中位数2（1～3）人。

三、神经介入不同类型手术开展情况

2020年NCIS神经介入调查的1885家医院共完成神经介入诊断手术414 627台，单中心完成神经介入诊断手术中位数为94（31～243）台；共完成神经介入治疗手术226 030台，单中心完成神经介入治疗手术中位数为35（11～113）台，以急性缺血性卒中血管内治疗手术最多。2020年不同类型神经介入治疗手术量见图5-1-0-5。

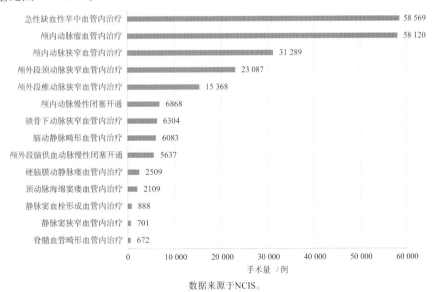

数据来源于NCIS。

图 5-1-0-5 2020年不同类型神经介入治疗手术量

四、神经介入医疗质量情况

2020 年神经介入不同手术的严重并发症发生率和术后住院期间死亡率分别见图 5-1-0-6 和图 5-1-0-7，其中急性缺血性卒中血管内治疗的术后严重并发症发生率和术后住院期间死亡率均较高，应引起重视。

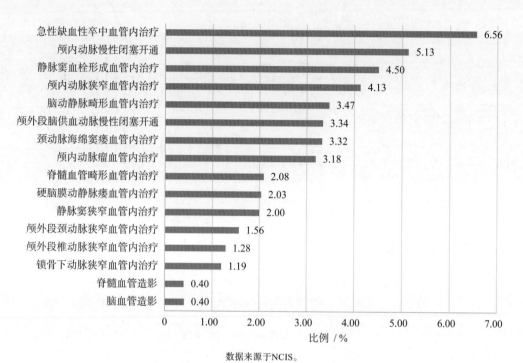

数据来源于NCIS。

图 5-1-0-6　2020 年不同类型神经介入手术严重并发症发生率

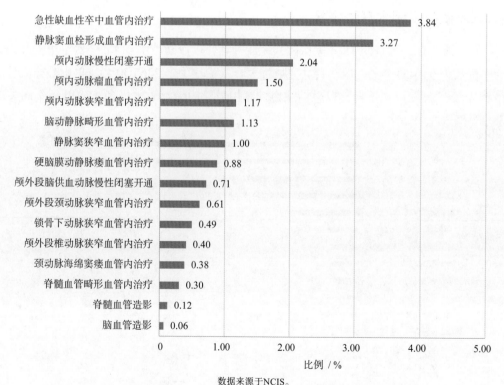

数据来源于NCIS。

图 5-1-0-7　2020 年不同类型神经介入手术术后住院期间死亡率

第二章

基于国家医疗质量管理与控制信息网的急性缺血性卒中血管内治疗医疗质量分析

一、急性缺血性卒中血管内治疗工作开展情况

2020 年 NCIS 神经介入调查的 1885 家医院中，有 45.09%（850 / 1885）的医院开展了急性缺血性卒中血管内治疗工作，占全部调研医院的 9.31%（850 / 9134），具体情况见表 5-2-0-1。

表 5-2-0-1　2020 年医院开展急性缺血性卒中血管内治疗情况 [单位：% (n / N)]

	全部调研医院 AIS 血管内治疗开展率	开展神经介入的医院 AIS 血管内治疗开展率
总体	9.31（850 / 9134）	45.09（850 / 1885）
医疗机构级别		
三级医院	31.06（661 / 2128）	53.78（661 / 1229）
二级医院	2.77（187 / 6761）	28.86（187 / 648）
未定级医院	0.82（2 / 245）	25.00（2 / 8）
所有制形式		
公立医院	11.94（798 / 6684）	46.40（798 / 1720）
民营医院	2.12（52 / 2450）	31.52（52 / 165）
机构类别		
综合医院	9.42（843 / 8949）	45.18（843 / 1866）
专科医院	3.78（7 / 185）	36.84（7 / 19）
医疗机构隶属关系		
县（区）属	5.53（313 / 5659）	35.01（313 / 894）
地市属	14.54（355 / 2442）	55.12（355 / 644）
地市属大学直属附属	25.58（11 / 43）	68.75（11 / 16）
省（自治区、直辖市）属	18.91（104 / 550）	48.60（104 / 214）
省部属大学直属附属	29.52（31 / 105）	60.78（31 / 51）
委属委管（仅限国家44家）	59.09（26 / 44）	60.47（26 / 43）
其他	3.44（10 / 291）	43.48（10 / 23）

注：AIS—急性缺血性卒中。数据来源于 NCIS。

二、急性缺血性卒中血管内治疗医疗资源配置情况

2020 年 850 家开展急性缺血性卒中血管内治疗的医院神经介入编制床位数共 20 316 张，中位数 2.0（9 ～ 40）张；神经介入实际开放床位数共 46 686 张，中位数 20（10 ～ 43）张；神经介入 DSA 机器数量共 2667 台，中位数 2（1 ～ 2）台；能够独立完成神经介入手术的医师共 4806 人，中位数 4（3 ～ 7）人；神经介入手术护士共 4832 人，中位数 4（3 ～ 6）人；神经介入专业技师共 2377 人，中位数 2（1 ～ 4）人。

三、急性缺血性卒中血管内治疗医疗质量情况

2020 年 NICS 数据调查中开展急性缺血性卒血管内治疗工作的医院有 850 家，经数据清洗，最终有 559 家医院（其中三级医院 451 家，二级及未定级医院 108 家）数据纳入急性缺血性卒中血管内治疗质控指标执行情况分析。分析的质控指标包括血管内治疗率、影像学评估率、动脉穿刺成功率、成功再灌注率、术后即刻再通率、术后新发部位栓塞发生率、术后症状性颅内出血发生率、术后住院期间死亡率、术后 90 d mRS 评估率、术后 90 d 良好神经功能预后率及术后 90 d 死亡率等。急性缺血性卒中患者血管内治疗率为 4.23%，三级医院为 4.58%，二级 / 未定级医院为 2.67%；发病 6 h 内的急性前循环大血管闭塞性缺血性卒中的血管内治疗率为 45.71%，其中三级医院为 50.00%，二级 / 未定级医院为 29.71%；术前规范化影像学评估率达到 100%，术后即刻再通率达 86.85%，术后症状性颅内出血发生率为 6.00%，术后住院期间死亡率为 2.50%，具体数据见表 5-2-0-2。

表 5-2-0-2　2020 年全国急性缺血性卒中血管内治疗医疗质量指标（单位：%）

质控指标	合计（559 家）	三级医院（451 家）	二级 / 未定级医院（108 家）
发病 6 h 内前循环大血管闭塞性缺血性卒中患者血管内治疗率	45.71	50.00	29.71
急性缺血性卒中患者血管内治疗率	4.23	4.58	2.67
术前行规范化影像学评估率	100	100	100
90 min 内完成动脉穿刺率	58.49	56.00	66.67
60 min 内成功再灌注率	60.00	60.00	56.94
术后即刻再通率	86.84	87.25	83.33
术中新发部位栓塞发生率	2.04	2.75	0
术后症状性颅内出血发生率	6.00	6.45	4.88
术后住院期间死亡率	2.50	3.06	0
术后 90 d mRS 评估率	87.37	87.37	87.78
术后 90 d 良好神经功能预后率	71.43	69.86	83.33
术后 90 d 死亡率	8.33	9.09	0

注：mRS—改良 Rankin 评分。数据来源于 NCIS。

第三章

基于我国医院质量监测系统数据库的急性缺血性卒中血管内治疗医疗质量分析

一、急性缺血性卒中血管内治疗工作开展情况

基于我国 HQMS 数据库平台对病案首页信息的统计显示，2020 年全国有 1286 家医院开展急性缺血性卒中血管内治疗，其中三级医院占 78%（1007 / 1286），二级医院占 22%（279 / 1286）。全国开展急性缺血性卒中血管内治疗的医院区域分布见图 5-3-0-1，其中开展急性缺血性卒中血管内治疗的三级医院区域分布见图 5-3-0-2，开展急性缺血性卒中血管内治疗的二级医院区域分布见图 5-3-0-3。

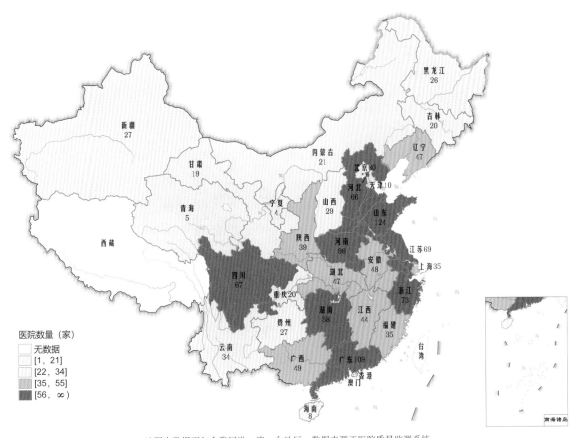

地图中数据不包含我国港、澳、台地区。数据来源于医院质量监测系统。

图 5-3-0-1 2020 年全国开展急性缺血性卒中血管内治疗工作的医院区域分布

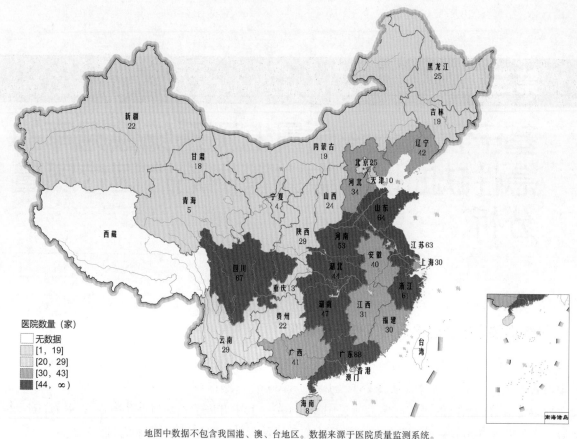

地图中数据不包含我国港、澳、台地区。数据来源于医院质量监测系统。

图 5-3-0-2 2020 年全国开展急性缺血性卒中血管内治疗工作的三级医院区域分布

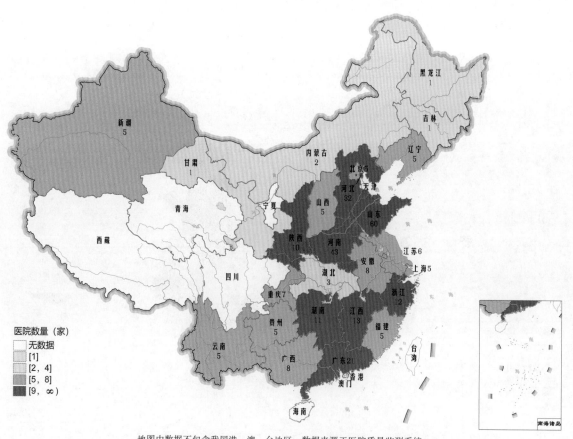

地图中数据不包含我国港、澳、台地区。数据来源于医院质量监测系统。

图 5-3-0-3 2020 年全国开展急性缺血性卒中血管内治疗工作的二级医院区域分布

　　HQMS 数据显示 2020 年 1 月 1 日至 12 月 31 日全国 1286 家医院完成急性缺血性卒中血管内治疗手术 28 707 台，其中 93.8%（26 927 / 28 707）的手术由三级医院完成，6.2%（1780 / 28 707）的手术由二级医院完成。全国开展急性缺血性卒中血管内治疗手术量的区域分布见图 5-3-0-4，其中三级医院开展急性缺血性卒中血管内治疗手术量区域分布见图 5-3-0-5，二级医院开展急性缺血性卒中血管内治疗手术量区域分布见图 5-3-0-6。

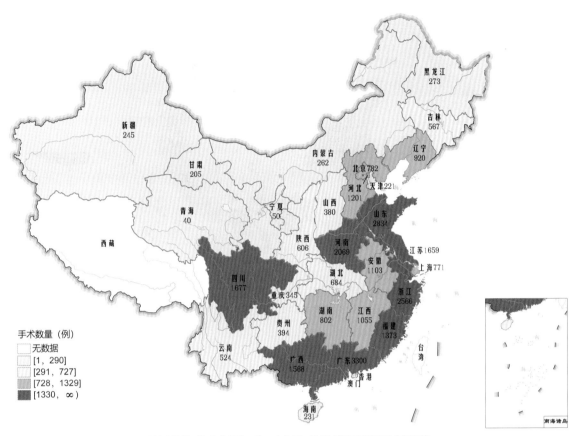

手术数量（例）
　无数据
　[1，290]
　[291，727]
　[728，1329]
　[1330，∞)

地图中数据不包含我国港、澳、台地区。数据来源于医院质量监测系统。

图 5-3-0-4　2020 年全国开展急性缺血性卒中血管内治疗手术量区域分布

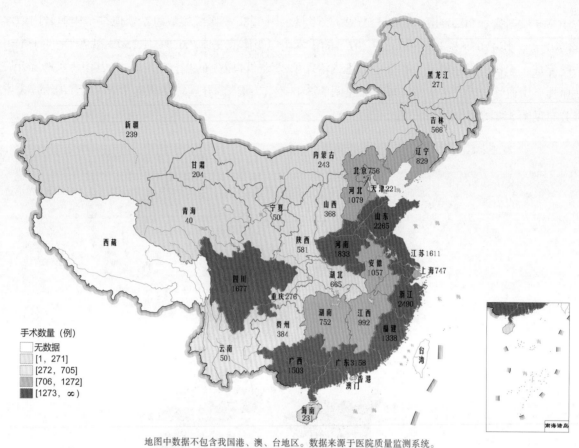

地图中数据不包含我国港、澳、台地区。数据来源于医院质量监测系统。

图 5-3-0-5 2020 年全国三级医院开展急性缺血性卒中血管内治疗手术量区域分布

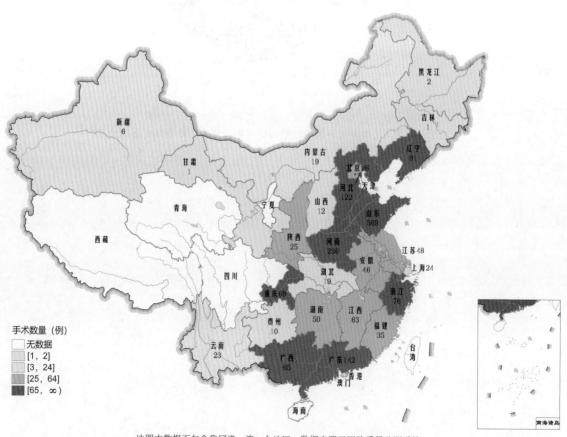

地图中数据不包含我国港、澳、台地区。数据来源于医院质量监测系统。

图 5-3-0-6 2020 年全国二级医院开展急性缺血性卒中血管内治疗手术量区域分布

二、接受急性缺血性卒中血管内治疗的患者基本信息及医疗费用情况

HQMS 数据库显示 2020 年 1 月 1 日至 12 月 31 日全国接受急性缺血性卒中血管内治疗的 28 707 例患者中男性居多，年龄中位数为 67 岁，75% 的患者由急诊入院，住院日中位数 12 d，81.8% 的患者医疗费用由我国基本医疗保障体系覆盖，住院总费用中位数为 105 180.9 元。患者基本情况见表 5-3-0-1，在院就诊情况见表 5-3-0-2，医疗费用情况见表 5-3-0-3。

表 5-3-0-1 急性缺血性卒中血管内治疗的患者基本情况

指标	合计（28 707 例）	二级公立医院（1780 例）	三级公立医院（26 927 例）
性别 / 例（%）			
男性	18 057（62.9）	1102（61.9）	16 955（63.0）
女性	10 606（36.9）	675（37.9）	9931（36.9）
其他	44（0.2）	3（0.2）	41（0.2）
年龄 / 岁			
$\bar{x} \pm s$	65.6 ± 12.5	65.3 ± 11.8	65.6 ± 12.5
最小值 ~ 最大值	4.0 ~ 104.0	13.0 ~ 95.0	4.0 ~ 104.0
$M（P_{25} \sim P_{75}）$	67.0（57.0 ~ 75.0）	67.0（57.0 ~ 74.0）	67.0（57.0 ~ 75.0）
民族 / 例（%）			
其他民族	1300（4.5）	96（5.4）	1204（4.5）
汉族	27 407（95.5）	1684（94.6）	25 723（95.5）
婚姻情况 / 例（%）			
其他	804（2.8）	45（2.5）	759（2.8）
未婚	510（1.8）	28（1.6）	482（1.8）
已婚	26 135（91.0）	1626（91.3）	24 509（91.0）
丧偶	963（3.4）	65（3.7）	898（3.3）
离异	295（1.0）	16（0.9）	279（1.0）
ABO 血型 / 例（%）			
其他	17 419（60.7）	1108（62.2）	16 311（60.6）
A 型	3468（12.1）	190（10.7）	3278（12.2）
B 型	3419（11.9）	207（11.6）	3212（11.9）
O 型	3323（11.6）	214（12.0）	3109（11.5）
AB 型	1078（3.8）	61（3.4）	1017（3.8）
职业 / 例（%）			
其他	9283（32.3）	481（27.0）	8802（32.7）
国家公务员	163（0.6）	6（0.3）	157（0.6）
专业技术人员	198（0.7）	6（0.3）	192（0.7）
职员	766（2.7）	39（2.2）	727（2.7）
企业管理人员	37（0.1）	4（0.2）	33（0.1）
工人	1329（4.6）	63（3.5）	1266（4.7）
农民	9063（31.6）	917（51.5）	8146（30.3）
学生	26（0.1）	1（0.1）	25（0.1）
现役军人	104（0.4）	0（0）	104（0.4）
自由职业者	485（1.7）	18（1.0）	467（1.7）
个体经营者	197（0.7）	12（0.7）	185（0.7）
无业人员	2213（7.7）	63（3.5）	2150（8.0）
退休、离休人员	4843（16.9）	170（9.6）	4673（17.4）

注：数据来源于 HQMS。

表 5-3-0-2　急性缺血性卒中血管内治疗的患者在院就诊情况

指标	合计（28 707 例）	二级公立医院（1780 例）	三级公立医院（26 927 例）
入院途径 / 例（%）			
急诊	21 531（75.0）	1014（57.0）	20 517（76.2）
门诊	5867（20.4）	661（37.1）	5206（19.3）
其他医疗机构转入	728（2.5）	24（1.3）	704（2.6）
其他	581（2.0）	81（4.6）	500（1.9）
入院科室 / 例（%）			
其他	3835（13.4）	342（19.2）	3493（13.0）
呼吸内科	62（0.2）	8（0.4）	54（0.2）
消化内科	89（0.3）	10（0.6）	79（0.3）
神经内科	17 389（60.6）	917（51.5）	16 472（61.2）
心血管内科	386（1.3）	53（3.0）	333（1.2）
血液内科	22（0.1）	1（0.1）	21（0.1）
肾病学	13（0.0）	1（0.1）	12（0.0）
内分泌	30（0.1）	5（0.3）	25（0.1）
免疫学	5（0.0）	0（0）	5（0.0）
变态反应	2（0.0）	0（0）	2（0.0）
老年病科	34（0.1）	7（0.4）	27（0.1）
内科其他	239（0.8）	6（0.3）	233（0.9）
普通外科	68（0.2）	5（0.3）	63（0.2）
神经外科	2880（10.0）	101（5.7）	2779（10.3）
骨科	52（0.2）	2（0.1）	50（0.2）
泌尿外科	23（0.1）	6（0.3）	17（0.1）
胸外科	35（0.1）	3（0.2）	32（0.1）
心脏大血管外科	48（0.2）	0（0）	48（0.2）
精神心理科	11（0.0）	0（0）	11（0.0）
急诊医学科	1050（3.7）	170（9.6）	880（3.3）
康复医学科	48（0.2）	4（0.2）	44（0.2）
重症医学科	2373（8.3）	135（7.6）	2238（8.3）
中医科	13（0.0）	4（0.2）	9（0.0）
转科科别 / 例（%）			
其他	20 835	1286	19 549
呼吸内科	9（0.1）	0（0）	9（0.1）
消化内科	16（0.2）	1（0.2）	15（0.2）
神经内科	3076（39.1）	132（26.7）	2944（39.9）
心血管内科	45（0.6）	4（0.8）	41（0.6）
血液内科	24（0.3）	1（0.2）	23（0.3）
肾病学	2（0.0）	1（0.2）	1（0.0）
免疫学	2（0.0）	0（0）	2（0.0）
老年病科	12（0.2）	0（0）	12（0.2）
内科其他	7（0.1）	2（0.4）	5（0.1）
普通外科	20（0.3）	1（0.2）	19（0.3）
神经外科	1191（15.1）	91（18.4）	1100（14.9）

续表

指标	合计（28 707 例）	二级公立医院（1780 例）	三级公立医院（26 927 例）
骨科	8（0.1）	0（0）	8（0.1）
泌尿外科	8（0.1）	4（0.8）	4（0.1）
胸外科	7（0.1）	0（0）	7（0.1）
心脏大血管外科	16（0.2）	0（0）	16（0.2）
精神心理科	142（1.8）	0（0）	142（1.9）
急诊医学科	438（5.6）	8（1.6）	430（5.8）
康复医学科	465（5.9）	32（6.5）	433（5.9）
临终关怀科	2（0.0）	0（0）	2（0.0）
重症医学科	2374（30.2）	217（43.9）	2157（29.2）
中医科	8（0.1）	0（0）	8（0.1）
出院科别/例（%）			
其他	3514（12.2）	359（20.2）	3155（11.7）
呼吸内科	78（0.3）	7（0.4）	71（0.3）
消化内科	37（0.1）	1（0.1）	36（0.1）
神经内科	16 038（55.9）	777（43.7）	15 261（56.7）
心血管内科	115（0.4）	15（0.8）	100（0.4）
血液内科	10（0.0）	1（0.1）	9（0.0）
肾病学	9（0.0）	1（0.1）	8（0.0）
内分泌	8（0.0）	1（0.1）	7（0.0）
免疫学	1（0.0）	0（0）	1（0.0）
老年病科	24（0.1）	1（0.1）	23（0.1）
内科其他	159（0.6）	12（0.7）	147（0.5）
普通外科	26（0.1）	0（0）	26（0.1）
神经外科	3743（13.0）	183（10.3）	3560（13.2）
骨科	20（0.1）	1（0.1）	19（0.1）
泌尿外科	11（0.0）	6（0.3）	5（0.0）
胸外科	21（0.1）	2（0.1）	19（0.1）
心脏大血管外科	62（0.2）	0（0）	62（0.2）
精神心理科	151（0.5）	0（0）	151（0.6）
急诊医学科	427（1.5）	54（3.0）	373（1.4）
康复医学科	1053（3.7）	68（3.8）	985（3.7）
临终关怀科	4（0.0）	0（0）	4（0.0）
重症医学科	3165（11.0）	289（16.2）	2876（10.7）
中医科	31（0.1）	2（0.1）	29（0.1）
实际住院日/d			
$\bar{x} \pm s$	16.0±18.0	16.6±18.1	16.0±17.9
最小值~最大值	1.0~1200.0	1.0~198.0	1.0~1200.0
$M（P_{25} \sim P_{75}）$	12.0（7.0~19.0）	13.0（6.0~20.0）	12.0（7.0~19.0）

注：数据来源于 HQMS。

表 5-3-0-3 急性缺血性卒中血管内治疗的医疗费用情况

指标	合计（28 707 例）	二级公立医院（1780 例）	三级公立医院（26 927 例）
住院总费用 / 元			
$\bar{x} \pm s$	116 652.4 ± 57 766.1	102 192.8 ± 44 334.7	117 608.3 ± 58 420.2
最小值 ~ 最大值	0 ~ 1 625 945.9	1.0 ~ 359 243.7	0 ~ 1 625 945.9
$M(P_{25} \sim P_{75})$	105 180.9（82 685.3 ~ 136 455.3）	95 236.9（74 578.5 ~ 12 1040.0）	105 852.8（83 297.7 ~ 137 442.3）
自付金额 / 元			
$\bar{x} \pm s$	44 482.0 ± 46 754.5	37 681.4 ± 38 406.2	44 931.6 ± 47 220.5
最小值 ~ 最大值	−1.0 ~ 874 689.9	−1.0 ~ 311 587.5	−1.0 ~ 874 689.9
$M(P_{25} \sim P_{75})$	35 985.6（0 ~ 66 918.5）	32 432.8（0 ~ 54 483.4）	36 263.7（0 ~ 67 759.3）
手术费			
$\bar{x} \pm s$	6895.8 ± 5760.2	6011.7 ± 7822.2	6954.2 ± 5592.5
最小值 ~ 最大值	−1.0 ~ 198 881.6	−1.0 ~ 198 881.6	−1.0 ~ 74 314.3
$M(P_{25} \sim P_{75})$	6620.0（2730.0 ~ 9667.1）	5426.2（1625.5 ~ 8254.3）	6715.0（2829.0 ~ 9729.5）
检查用一次性医用材料费 / 元			
$\bar{x} \pm s$	3539.6 ± 15 373.0	3753.5 ± 16 813.9	3525.5 ± 15 273.2
最小值 ~ 最大值	−1.0 ~ 357 652.7	−1.0 ~ 183 642.0	−1.0 ~ 357 652.7
$M(P_{25} \sim P_{75})$	59.0（0 ~ 385.4）	10.9（0 ~ 192.2）	65.8（0 ~ 395.5）
治疗用一次性医用材料费 / 元			
$\bar{x} \pm s$	18 259.0 ± 28 397.6	18 840.5 ± 28 212.3	18 220.6 ± 28 409.9
最小值 ~ 最大值	−1.0 ~ 263 946.6	−1.0 ~ 164 992.6	−1.0 ~ 263 946.6
$M(P_{25} \sim P_{75})$	2097.8（488.6 ~ 29 899.9）	1552.0（222.6 ~ 37 668.6）	2135.9（510.6 ~ 29 391.7）
手术用一次性医用材料费 / 元			
$\bar{x} \pm s$	36 931.7 ± 35 733.8	24 860.2 ± 32 633.6	37 729.6 ± 35 786.7
最小值 ~ 最大值	−1.0 ~ 286 047.8	−1.0 ~ 161 864.2	−1.0 ~ 286 047.8
$M(P_{25} \sim P_{75})$	35 964.0（43.2 ~ 62 189.1）	1063.3（0 ~ 49 026.3）	37 866.1（90.0 ~ 62 972.5）
医保类型 / 例（%）			
其他	2011（7.0）	87（4.9）	1924（7.1）
城镇职工基本医疗保险	9501（33.1）	366（20.6）	9135（33.9）
城镇居民基本医疗保险	10 126（35.3）	831（46.7）	9295（34.5）
新型农村合作医疗保险	3731（13.0）	351（19.7）	3380（12.6）
贫困救助	106（0.4）	26（1.5）	80（0.3）
商业医疗保险	137（0.5）	11（0.6）	126（0.5）
全公费	110（0.4）	4（0.2）	106（0.4）
全自费	2541（8.9）	98（5.5）	2443（9.1）
其他社会保险	444（1.5）	6（0.3）	438（1.6）

注：数据来源于 HQMS。

三、急性缺血性卒中血管内治疗患者出院情况

患者出院去向为死亡或非医嘱离院是预后不良的指标。HQMS 数据显示 2020 年 1 月 1 日至 12 月 31 日全国接受急性缺血性卒中血管内治疗的 28 707 例患者术后住院期间死亡率为 5.9%，非医嘱离院 + 死亡率为 21.0%。各省级行政区急性缺血性卒中血管内治疗患者出院去向见图 5-3-0-7，患者死亡率分布见图 5-3-0-8，非医嘱离院和死亡率区域分布见图 5-3-0-9。

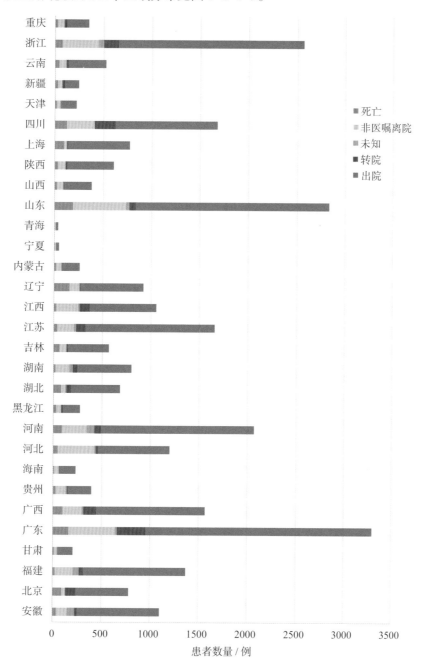

数据来源于 HQMS。

图 5-3-0-7 急性缺血性卒中血管内治疗患者出院去向

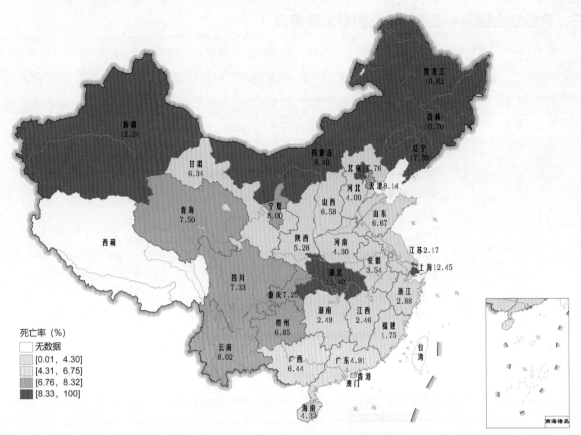

地图中数据不包含我国港、澳、台地区。数据来源于医院质量监测系统。

图 5-3-0-8　急性缺血性卒中血管内治疗死亡率区域分布

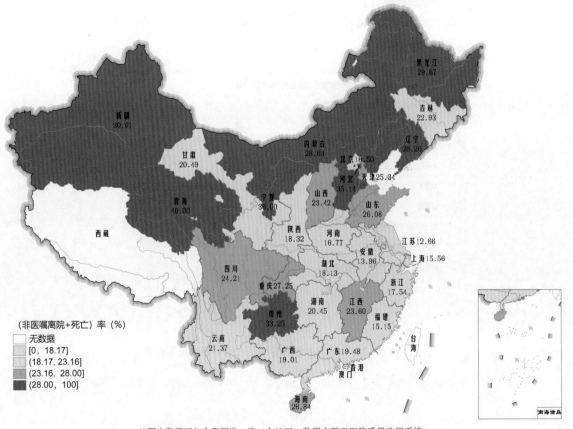

地图中数据不包含我国港、澳、台地区。数据来源于医院质量监测系统。

图 5-3-0-9　急性缺血性卒中血管内治疗非医嘱离院和死亡率区域分布

（李晓青，缪中荣）

第六部分

缩略词表

缩略词表

AD	阿尔茨海默病
ALS	肌萎缩侧索硬化
APACHE Ⅱ	急性生理学及慢性健康状况评分
aSAH	动脉瘤性蛛网膜下腔出血
CM	手术分类代码
CSCA	中国卒中中心联盟
CT	计算机断层扫描
DALYs	伤残调整寿命年
DLB	路易体痴呆
DSA	数字减影血管造影
EEG	脑电图
FTD	额颞叶痴呆
HQMS	医院质量监测系统
ICD	国际疾病分类
ICU	重症加强医疗病房
MixD	混合性痴呆
MND	运动神经元病
MRI	磁共振成像
NCIS	国家医疗质量管理与控制信息网
NCU	神经重症监护病房
NIHSS	美国国立卫生研究院卒中评分
rt-PA	重组组织型纤溶酶原激活剂
VaD	血管性痴呆
VTE	静脉血栓栓塞